U0207020

揭开皮肤"病"的真相

Reveal the Truth of Your Skin

不健康的皮肤＝不健康的身体

田原 著

中国医药科技出版社

内 容 提 要

本书作者田原与明清御医之后刘辉共同探讨了皮肤病的由来，重点以湿疹、青春痘、荨麻疹、银屑病（牛皮癣）、白癜风和带状疱疹为例，深入探究各类皮肤病的发病原因、疾病的发展历程、相应的治疗原则及方法，揭开了"不健康的皮肤＝不健康的身体"的真相，让读者刷新养肤、护肤理念："皮肤病"并非只是"皮肤"的病，而是身体内在机能的综合体现，与体质关系密切；预防和治疗皮肤病，情志因素最为关键，宜先树立正确的皮肤护理观，自查生活方式是否偏颇，再仔细观察身体的蛛丝马迹变化，找到适合自己的调理方法，养生即是养颜。

图书在版编目（CIP）数据

揭开皮肤"病"的真相/田原著．—北京：中国医药科技出版社，2010.9

ISBN 978 - 7 - 5067 - 4721 - 9

Ⅰ.①揭⋯ Ⅱ.①田⋯ Ⅲ.①皮肤病 - 诊疗 Ⅳ.①R751

中国版本图书馆 CIP 数据核字（2010）第 151069 号

版式设计 郭小平

出版　中国医药科技出版社

地址　北京市海淀区文慧园北路甲 22 号

邮编　100082

电话　发行：010 - 62227427 邮购：010 - 62236938

网址　www. cmstp. com

规格　710×1000mm $\frac{1}{16}$

印张　16 $\frac{1}{2}$

插页　1

字数　220 千字

版次　2010 年 9 月第 1 版

印次　2021 年 10 月第 6 次印刷

印刷　三河市腾飞印务有限公司

经销　全国各地新华书店

书号　ISBN 978 - 7 - 5067 - 4721 - 9

定价 39.00元

本社图书如存在印装质量问题请与本社联系调换

编者说明

这是国内外迄今为止第一部关于皮肤病的现代普及版中医文化读物。

皮肤病究竟是什么病？皮肤对于生命涵有什么样的征兆？是否潜藏着健康的重大隐患？如何通过皮肤的种种迹象由表及里，由小见大？对于这些问题，古今各家各派，众说纷纭，但多限于专业领域探讨，大众对皮肤变化存有疑惑，或深受皮肤病之苦时，只知去求医问药，却无从得知皮肤病之因，更不知道如何防患于未然……

带着以上问题，中医文化传播人田原女士寻访到御医传人刘辉。

中医执业医师、皮肤病专家刘辉，多年来致力于皮肤病的研究和临床工作，具有独到的体悟、见解和治疗方法，临床治愈率较高，深得患者口碑。其祖上刘裕铎曾为雍、乾两代皇帝御前侍医，是中医学经典《医宗金鉴》主编之一，对皮肤病有独家精研和诊治秘技。

作者历经与刘辉的十数次访谈、跟诊及患者调查，梳理、甄别大量资料，几易其稿，历时年余，写成此书。著名学者、中医编审张年顺先生审读本书后评曰：本书在谋篇布局、医学理论、语言风格和修辞运句上，都是没说的，且提炼出"不健康的皮肤＝不健康的身体"的理念，是颇有见地的。

鉴于此，我们将本书编入"田原寻访中医系列"品牌丛书，予以出版。以助于大众对健康的新理解，唤起人们在现代生活条件下对皮肤病的重视，和对自身皮肤问题的进一步关注。

还要强调一句：没有什么灵丹妙药能够一蹴而就。能否治愈皮肤病，取决于个人的生活方式及观念是否健康。因此，出版本书的目的，在于授之以渔——而非鱼。

欢迎批评。

揭开皮肤﹃病﹄的真相

写在前面的话

1

2009 年，上帝给了流行音乐天王迈克尔·杰克逊一张单程通行证，让他去天堂跳舞。从此，他不必再为自己变白的皮肤百口莫辩。曾经，上帝跟他开了一个玩笑，让他得了一种叫做白癜风的皮肤病，所以他说："当我站在镜前看着自己，我知道，我是个黑人！"

然而，我们身边的大多数皮肤病患者，在经历了"面目全非"之后，改变的，不仅仅是容貌，还有渐渐迷失的自我。

在写这部书稿之前，我曾经看到一个贴吧，里面聚集了许许多多皮肤病人，皮肤病使他们的生活几近无望。他们在那些倾诉着痛苦，在这些"跪求神医"的帖子里，常常写下这样的字眼：我想自杀，死了一了百了；我宁可得的是癌症；得了这个病，人生没有意义了，实在不行，就去跳楼；我已经决定跟女朋友分手了……这样的帖子成百上千，我似乎看到了另一个人群的艰辛与挣扎，眼泪和痛苦！

因为，皮肤病远远要比我们平时看到的、理解的更为残酷。

然而，这些皮肤病究竟从哪儿来？

这个答案也许很简单，因为身体的任何一种变化，都隐藏着一个体质的背景。正如我在《解密中国人的九种体质》里面所言：体质是身体的性格，是身体的语言，是你，是我，是他，是每个人独有的色彩与表达。中医讲"有诸内必形诸外"，身体内部有了问题，必然会在头面、口舌、脉搏、饮食、大小便甚至言行举止等方面露出蛛丝马迹。皮肤，显然也是一个透视镜，由此可以追踪迹象，解读疾病信号，进而探触到身体内部的真相。

2

一些顽固的皮肤病可以治好吗？

2008 年末的一天，中央电视台《生活》栏目，一期"切肤之痛"的专题报道吸引了我：讲述了一个北漂女孩为了大山里的病孩子，在北京寻找治疗机会的感人经历。画面上，一个患皮肤病的男孩全身上下包裹着厚厚的卫生纸，用以阻挡日夜不停的流脓。这是一种罕见的皮肤病——先天性大疱性表皮松解症。女孩一路找过很多中医、西医医院，完全没有办法。

病孩子叫黄郑，十几年的皮肤病导致他生长发育畸形，手指、脚趾都粘连着长在一起，大小关节都受紧绷而腐烂的皮肤影响变了形。十三岁的年纪，却只是五六岁的模样。家里日子过得艰难，一个哥哥也因为这个病夭折了。父亲日夜外出打工攒钱，十几年带着他走遍了四川省的大小医院、诊所，吃遍了验方、土方，黄郑还是全身起疱，流脓淌水，皮肤一碰就破。

为预防感染，黄郑每天都要换衣服，这就意味着要生生剥掉一层皮，因为皮肤都粘在了衣服上。家人想了个办法，用卷筒纸巾把黄郑包起来，脖子、身躯、手臂、腿脚，像包粽子似的裹得严严实实……再穿上衣服，洗澡时用水把纸巾打湿，让纸巾自然脱落，可以减轻孩子的一些痛苦。

这个节目看得我难过，因为是母亲的原因，心疼孩子；这个节目也让我感动，男孩有着坚强的眼神，用拳头样的小手，学会了写字、炒菜。我也被节目中的大夫刘辉所感动，女孩找到他的时候，已是四处碰壁，没人愿意，也没人敢碰这个疾病，刘辉却毅然答应让黄郑来北京，并且免费为他治疗。

几个疗程之后，黄郑的病情得到了控制，孩子脸上露出了童稚的微笑。

3

此后不久，我找到刘辉。刘辉祖上世代行医，传到他是第七代。第一代创始人与第三代传人都曾在宫中太医院任御医要职，专攻外科（古称疮疡科，包括现在所说的骨伤科和皮肤科），医史上著名的《医宗金鉴》，就是由刘家第三代传人刘裕铎主持编修的，深刻影响着后世医家300余年。万历皇帝和乾隆皇帝都曾亲赐匾额，上书"同春堂"三个大字。家中除了传承的医术、炮制方法外，还存了些名贵的犀牛角、象牙雕品。危难重病之人，往往需要用到这些珍稀之药。刘辉和父亲，多次狠心砸碎了祖传的无价角雕等物件，做了药材。

这次，为了黄郑，刘辉又征得了父亲的同意，捧出了家中的珍品。

一年多的时间里，刘辉接受了我无数次的访谈。我带着无数个问题，哪怕是朋友随便提问给我的，只要和皮肤有关，我都会记下来，然后在访谈中"刨根问底"，在探索中融会贯通。从皮肤到体质，由浅入深，抽丝剥茧。这是一个学习、理解、质疑、否定和肯定的探索过程，艰难而又使人流连忘返。

在书稿的写作过程中，我竟然亲身经历了面部皮肤"过敏"，镜子里面平素娇好的脸，那几天痒、红肿、紧绷，竟让我无所适从。那一刻，我是"知其然不知其所以然"。我停下了手中的写作，原因很简单，你自己都没有搞明白自己的问题，还谈什么传播？同时，我也意识到一个重要环节，再好的理论与实践也有着很大的距离。因为疾病千变万化，不按规矩"出牌"；因为千人千面，理论是书本上的，而实践是动态的、生活的、变化的。

带着又红又紧绷的脸，我走进离家近一些的商场，在化妆品柜台，观察、咨询、了解……而后和刘辉交流体会，结合他的临床案例，终于得到了更为客观的答案，以及解决办法。

在与刘辉的访谈中，我再次触碰到那个圆融在中医人心底的养生之道——养生法门，看似百家争鸣、繁花似锦，实则目光归于同一个方向：皆需内求，此内求才是无涯的修行。正如养生需要的是拥有实现养生的智慧。而生命、自然、天地，已有正道，可否"人间正道是沧桑"？只有看个人的修为和感悟。

看看皮肤，眨眨眼睛，摸摸指甲，品品胃口，想想睡眠……身体深处的消息正一点点向我们传递、更新着。

这本书，希望能给皮肤病患者带来启示和希望。

2010 年 6 月 18 日

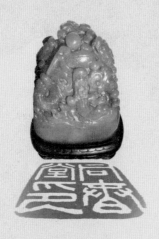

大醫精誠　仁德博愛

清代·同春堂田黄石印（340g）▲

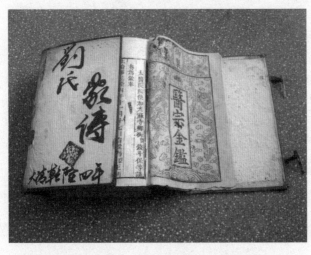

同春堂第三代传人刘裕铎主编的《医宗金鉴》▲

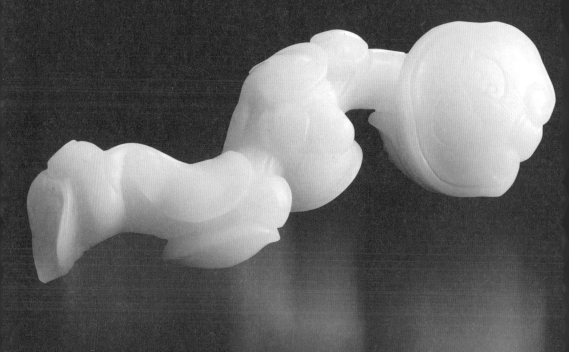
怡亲王允祥亲赐玉如意 ▲

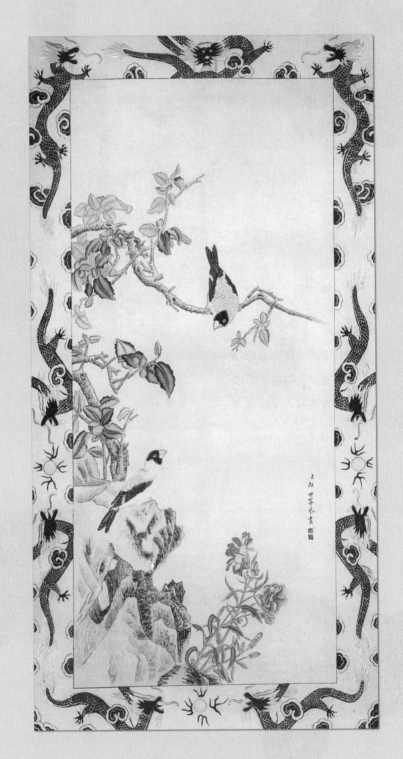

郎世宁所赠画作 ▲

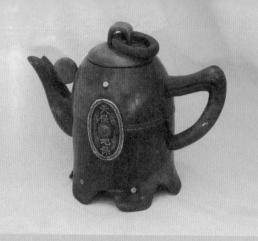

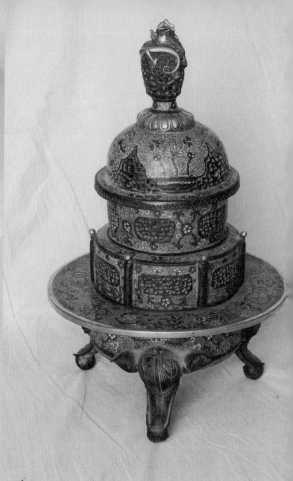

郑贵妃赏赐的红玛瑙壶 ▲

雍正御赐熏香炉 ▶

重240斤的特大型端砚 ▼

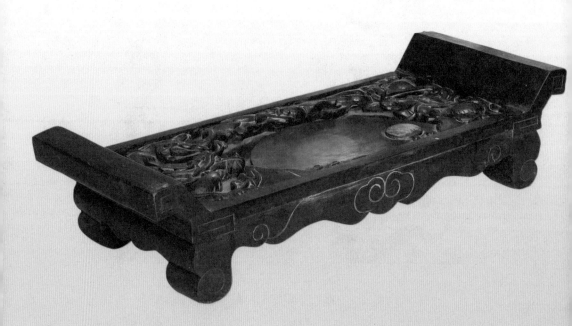

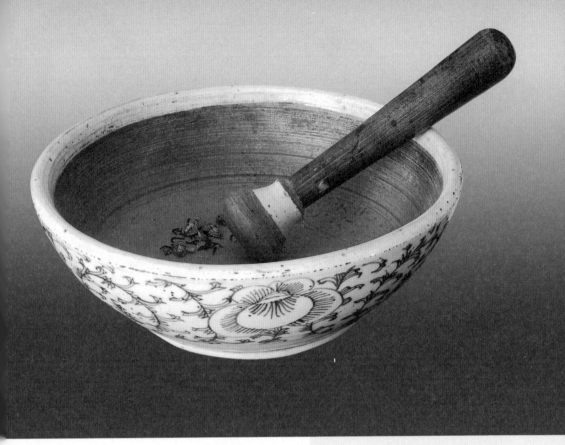

同春堂当年用药钵 ▲

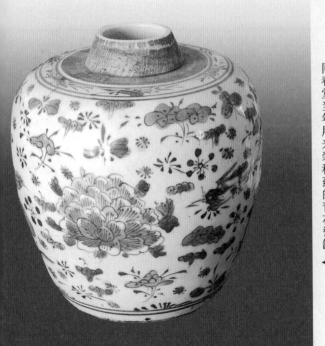

同春堂当年用来装秘药的青花瓷罐 ◀

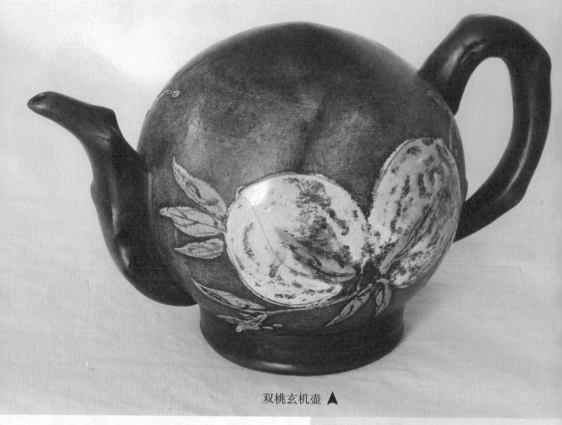

双桃玄机壶 ▲

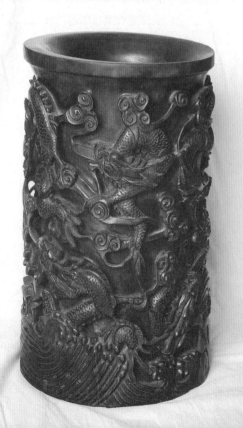

雍正御赐笔筒 ▼

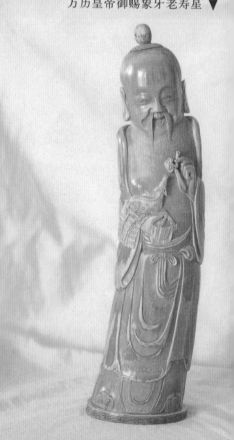

万历皇帝御赐象牙老寿星 ▼

　　康熙五十年三月初一，御医邓详上奏：十三爷因湿毒结于右腿膝盖，起白水泡，泡破之后形成疮口，不时发作，流出脓水，筋骨疼痛，恐怕已内发成"鹤膝风"（现称"骨结核"）。臣医治多次，皆无显效，特此呈奏。

　　雍正元年五月，一道秘旨发往十三省衙门，附有十三爷允祥病况，征天下名医。最终，招来御医刘裕铎接手医治。

　　刘裕铎细看十三爷病历一日，开"阳和汤"：熟地黄、鹿角胶、姜炭、肉桂、麻黄、白芥子、生甘草。另加黄芪、党参、当归。

　　服药期间，同时针刺足三里及气海两穴。并用草乌、干姜、赤芍、白芷、南星、肉桂，敷于患处，助一臂之力。

　　经治，十三爷病渐好转，刘裕铎官升六品，另封太医院"院判"。并得雍正亲赐十件瓷器、青铜器。

　　刘御医临病仔细辨证，巧用方药之美名遍传朝野。

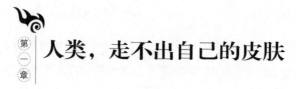

第一章　人类，走不出自己的皮肤

　　如果我们的生活方式、生态环境都在一点点改变，皮肤自然也会改变。

　　从这一刻起，请关注自己和亲人的皮肤。

1. 不健康的皮肤＝不健康的身体

| 现实问题 |

说到皮肤，人们更愿意从审美的角度去区分和欣赏——白皙、通透、红润、光滑，很漂亮；干涩、黯哑、萎黄、长斑、长痘、长红血丝甚至开裂，不漂亮……

皮肤有自己的语言，它的颜色、光泽、质地和弹性，反映的其实是身体内里的状况。

如果把人体比喻为地球，皮肤就是土壤。"土壤"的好与坏，直接反映了阳光是否充足，灌溉是否合理，地下水循环是否畅通等等。而在人体上来说，皮肤的好坏，反映了五脏六腑的功能是否正常，可以说，皮肤就像一面透视镜，它的任何细微变化，无时无刻不在为我们提供着关于身体、生命的"书面资料"。

我们可以这样理解：不健康的皮肤＝不健康的身体。

但如今，好生活来了，好皮肤走了，得病的皮肤越来越多。最重要的是，大多数人忽略了，在皮肤生病的背后，隐藏着更多关于疾病的真相。

| 刘辉解答 |

的确，皮肤病不只是"皮肤疾病"这么简单。如果一个中医皮肤科的大夫妄言"皮肤病不走脉"，那么，千万不要再上他那儿去看病了。我们要给病人发调查表，询问病人得病的来龙去脉，父

母、祖父母的情况，五福之内的亲人都得调查，还包括居住环境，附近是否有化工厂，是否爆发过疾病，平时吃东西有什么喜恶等等。

简单地说，皮肤不健康的人，身体一定不会健康，即使在体检的时候没有指标发生异常。

有很多病人，来找我看脸上长斑和长痘，更严重一些的病人，皮肤长疣、起皮、开裂……和他多聊几句，往往会发现，出现皮肤病的人，平时还会有便秘、失眠、抑郁、口渴、口臭的情况，男性可能会伴有阳痿；女性伴有痛经、炎症等等。再往深了说，从体质的角度来看，这些病人的体质，也可能成为将来诱发其他更严重疾病的土壤。

《易经》谈阴阳，谈自然规律，谈天道。天道就是人道。《易经》里有"卦象"的说法，很多人一听到这个词，很快会联想到算卦、算命。其实"卦象"两个字，我的理解是什么呢？着重在一个"象"字上，这个象，按我的理解是"显象"的意思。在我们身体这个一百来斤的物质体上，有很多大大小小的"显象"，这些显示出来的"象"，在一定程度上能够反映身体深处的各种问题。比如痰多的人，多数是因为脾虚和体内湿热；总感冒的人，肯定正气不足……所以，皮肤对于人来说，是最能够洞悉身体细微变化的"现象"之一。

拿最常见的来说，长斑的人，体内血液必然有淤堵的地方，中医理论认为：无瘀不成斑，有斑必有瘀。这样的女性往往伴有痛经，或月经延后、量少；而长痘的成年人，体内湿热过重，加之皮肤腠理开合也不好，人就容易犯困，身体发沉，男性容易阴囊潮湿，女性易发炎症；我们看到的一些肝癌患者，很多人早期都是面暗晦涩的，这个时侯疾病已经暴露了"马脚"。还有睡眠不好的人，气血得不到很好的涵养，面色也是灰暗的。所以，从这些个角度来说，察言观色尤为重要，你会从皮肤的变化中，探察到人的体质变化、健康情况，甚至能够预知重大疾病。

还记得刚考上医学院的时候，父亲就告诫我：要想继承祖辈的思想，研究皮肤病，一定要把中医基础理论通盘学习，融会贯通，之后才谈得上有一个侧重。后来我成为医生，专攻皮肤病诊疗，更加体会到父亲用心良苦：皮肤的"病"，只是提供了一个"显象"，有诸外必有诸内，一定要从外向内思考，从内向外治疗，才能真正有疗效。

简单来说，你的皮肤问题，让我看到了现象，然后，我会对你的生活、饮食习惯、性格特征和居住环境等因素进行全盘了解，从中搜索到这个现象的本质、病的根源，也就是真相！

比如说风疹，这个皮肤病表面上虽然是受风、受寒引起的，其实病在血中，也就是普通人所理解的血中"毒素"；而根在五脏六腑，是脏腑的功能运作不好，才会出现皮肤问题。在治疗中，有的人肺胃湿热，有的人肝火旺盛……各有不同，因此，中医没有绝对的一方医百病。

2. 皮肤病背后隐藏的重大疾病

| 现实问题 |

皮肤就是身体的一面镜子。

很多糖尿病人早期都有皮肤瘙痒的症状，很少重视，往往等到出现"三多一少"的症状后，才到医院去检查，一查就是糖尿病。也有很多小孩子，出现皮肤瘙痒的时候，还不会表达，往往被当成蚊虫叮咬或普通皮炎来看待，结果延误了治疗。

有一个男孩，11岁，半年来一直感觉痒，抓破后化脓，不易愈合。父母每次都把止痛药碾成粉末，盖在疮口上。直到有一次，孩子被蚊虫叮咬后，化脓严重，在几天后开始发烧、头痛、剧烈呕吐，才被带到医院看病。医生诊断是"化脓性脑炎"，在使用抗生素和排脓治疗后，反而更加严重。后来做全身检查，发现孩子的血糖已经4个加号，之前的瘙痒和化脓，是糖尿病酮症酸中毒引起的皮肤感染。

刘辉解答

我们家族，从第一代成为明朝御医的刘景章开始，就极重辨证，到了清朝御医刘裕铎，更是以善于辨证、用方巧妙闻名。父亲也说过，唯有辨证论治才是中医诊病准确、医治有效的核心。

身体上出现的溃破、脓肿，很像原始森林中的沼泽地。沼泽地并不是一天两天形成的，一定是在特有的潮湿、多雨、闷热的环境下逐渐出现的。地面常年积水，土壤水分接近饱和，一些适应这种条件的沼生植物就开始疯长，形成沼泽地。

而糖尿病人的皮肤溃破，不爱愈合，或者反复长癣、长疖肿，就是因为皮肤这块土壤的"水分"接近了饱和，血液中糖分过高。它的出现有两个象征：①血液循环不好，所以才会"积水"，这样的人往往也不是很爱出汗；②阳气不足，没有足够的能量化解"水湿"之气。而且，这两种现象不是短时期出现的，必然已经过了很多年的"积累"。

因此，当皮肤刚刚开始长痘、长斑，出现破损的时候，一定要赶紧将身体从湿热中解救出来。尤其是出现不明原因的破损时，不管年龄多大，都应先查血糖，排除隐患。

我在皮肤病的临床治疗当中发现，皮肤病往往伴随着其他疾病，只是其中大多数疾病在治疗中被忽视了。比方说白癜风病人，通常也会伴随糖尿病、恶性贫血、自身免疫病、甲状腺病，或原发性肾上腺皮质功能不全等疾病。

还有一些迹象，能够帮助我们更早发现重大疾病。比如高血脂的人，眼睑内眼角往往呈黄色，学名叫"睑黄瘤"；脸部或者身体皮肤发黄，多是肝胆系统疾病的表现；尿毒症患者的皮肤多发黑、发干，并伴有瘙痒；系统性红斑狼疮患者往往在脸上出现典型的紫红色蝴蝶斑……

肿瘤的发生一般较为隐匿，但我们也能在皮肤上发现蛛丝马迹。比如肤色发黑，手背皮肤像丝绒般增厚，可能是恶性黑棘皮病，有可能诱发恶性肿瘤，特别是胃肠道恶性肿瘤；老年人，短时间内出现很多老年斑，也应该检查一下，是否有内脏长了肿瘤；有些人的眼睛、嘴、生殖器等部位溃烂，身上出疱，往往也是提示体内可能存在肿瘤，现代医学称为"副肿瘤性天疱疮"。

另外，一些血液病，也会在皮肤上表现出浸润性红斑、紫癜等。

当皮肤出现了这些迹象，不要觉得是因为休息不好，或营养不够，然后就盲目进补，这样最容易加快病程的进度。

有一个患特异性白斑的女孩，说起自己平时的生活习惯，因为胃肠一直不太好，吃东西就比较挑剔，尤其蔬菜和水果吃得少。她刚20岁出头，肤色偏黄，没有光泽。听别人说女孩子只有摄入足够的维生素，肤色才会好看，她就开始大量吃维生素，用来补充少吃蔬菜和水果所导致的维生素的缺失。后来就得了这个皮肤病。其实，这么吃维生素和吃蔬菜水果不是一回事。

那么，发现自己皮肤不好怎么办呢？我认为，应该在一定阶段里少食高热量的东西，保证充足的睡眠，多运动，最好在室内运动，出汗的时候不能受风。除此之外，本来皮肤就经常出现轻微破损的人，属于胃热，在脾胃情况好的前提下，可以适当吃一些当季、当地的西瓜，能够将胃热降下来，平时注意多喝热水，特别是夏天，忌吹空调，帮助皮肤排湿、排毒。

总之，当皮肤病出现，不管是轻微的，还是严重的，都要警惕起来，在第一时间调整体质，预防大病的发生。

3. 生活环境改变，皮肤跟着发生变化

| 现实问题 |

很多南方女孩子有这样的体验：

在家的时候，怎么吃辣椒都不长痘，可到了北方，就算不吃辣椒也照样长痘，而且便秘的时候多起来了。还有一些人从大太阳底下躲进冷气房时，就感觉皮肤发痒，轻轻一抓就起红色的道子，出现了慢性荨麻疹的症状。怪的是，一旦回到南方的家里，所有的症状都减轻甚至消失了。

而从北方到南方的人则刚好相反，尽管一时很难适应南方潮湿、阴冷的气候，却会发现皮肤更滋润、光滑了。

北方人住地下室，受不了潮湿，时间长了关节会有"风湿"，脸上会长出不冒头的"闷包"；而南方人在北方却很适应地下室，也不会觉得潮湿、憋闷。

揭开皮肤"病"的真相

中医体质学强调个人体质的特殊性和可变性、可调性，而可变、可调，都能通过生活和饮食结构的改变，甚至地域的"变更"来达成。它意味着包括皮肤病在内的很多疾病，都能够找到根源，并得到治疗和逆转。

│刘辉解答│

刚才说到的现象很常见，其实就是老百姓常说的"水土不服"。

对皮肤病病人来说，这种地域性和季节性就更加明显：到了冬天，有的人皮肤病得特别严重，而夏天就好很多；有的人在北方病得很严重，到海南住了一段时间，不吃药皮肤病也不太发作………

有句话叫："桔生淮南则为桔，生于淮北则为枳。"它后面还有一句话："叶徒相似，其实味不同。所以然者何？水土异也。"意思就是说，同样是桔子树，叶子长得都一样，但是味道却大不相同，一个偏甜，一个偏酸。为什么会这样？因为水土不同。

从大的角度来说，由于生活环境、饮食结构、环境污染等等问题，我们的皮肤或多或少都有可能出现不同的问题。比如一些红肿热痛，甚至莫名的"过敏"，带状疱疹等等。为什么？这就涉及到，我们把皮肤放在一个什么样的位置上来看！皮肤到底是什么？用一句哲学术语来说，皮肤的本体在哪儿？答案并不在皮肤本身，而在于它承载了身体的全部信息。以至于人体内部，发生了多少细微的变化，都要在皮肤上显现出来。换言之，使皮肤改变的因素就在于我们身体内部的生态出现了异常。

拿花朵来打个比方，我们看花朵，一般来说，都只关注它们的花瓣，是那样娇嫩、美丽而又脆弱，就像是婴儿的皮肤。

除非患有先天疾病，每个人在婴儿时期，肤质都像花朵一样，凝滑、细致，有丝绸感。随着年龄增长，变化和差距出现了：一些人到了中年或者老年，皮肤依旧光洁，细腻；而一些人原有的好皮肤则变得越来越差，长斑，毛孔粗大，干燥粗糙；还有人出现了更为严重的皮肤问题，达到了现代医学"病"的标准，得了牛皮癣、白癜风、荨麻疹……

皮肤病了，就好像是生了病的花朵，当花瓣开始出现斑点，甚至萎黄，脱落，爱好养花的人会从花的根系上找原因：也许长了蚜虫，所以出现了虫斑；也许是水分太过，把根儿给泡烂了；也可能阳光不充足，枝叶"消化"的营养不够，导致花瓣过早凋谢。

这跟看待皮肤病的道理是一样的，原本那么好的肤质，逐渐出现各种问题，必然跟一个人的饮食结构、生活习惯甚至地域因素密切相关。因为这些因素首先改变了一个人的体质，之后才出现了这样那样的疾病，也许是糖尿病，也许是癌症，也许就是皮肤病。

地域改变，生活环境改变，皮肤都要相应出现变化，因此，一些从南方到北方生活的人，我建议，冬天一定要多穿衣物，守阳护阳；冬天的时候，隔一周或半个月，喝一点用黄芪泡的白酒，一定加热之后喝，一两左右就可以，能够促进血液循环。如此坚持两三年，让身体一点点来适应北方的环境，就能避免很多皮肤问题。

4. 皮肤病的根本原因在于湿邪过重

| 现实问题 |

古人也得皮肤病，但是大多数跟我们今天所说的寄生虫、真菌感染有关。

而我们今天面对的皮肤病不可同日而语——湿疹、皮炎、银屑病和荨麻疹等成了高发病，甚至在疾病谱上，衍生出几百种皮肤病，生活中常见的就有七八十种。

这种情况，我们可以试着分成三个层面理解：

（1）饮食结构改变。现代人的饮食多营养超标，过食鱼肉辛辣。杀虫剂的使用也使蔬菜和肉类不再天然。这样的食物，进入身体，是对正常机能的干预，如果不能很好地消解、排出，必然会表现出一些皮肤病，比如湿疹、痤疮等。

（2）"移民"不断增加。"漂一族"快速增长。不变的生活方式对应改变的地域环境，必然会有这样或者那样的问题出现。而体质因地域变化，身体能否适应新环境，需要时间来重新调整，很多人就在这个调整的过程当中，出现了皮肤病。

（3）大环境改变。除了环境污染，人们活动量的减少，空调的过度使用，社会压力导致的熬夜、失眠等因素，也是诱发皮肤病的重要原因。山西大医李可着重提到空调问题。他说：空调的冷气，打击了身体的阳气，所以越是南方人，阳气越是虚弱。因为南方太热了，人们不光吹空调，每天还要"冲凉"，吃喝冷饮的机会更比北方人多。他还说：阳虚之人十中有九，阴虚之人百不见一。阳虚了，高血压、糖尿病、心血管病，一个个地跟着来了。身体的正气没有了，什么病不找上门呢？皮肤病也就是这样找来的。

| 刘辉解答 |

这些确实是很严峻的社会问题。从我临床上治疗各类皮肤病的经验来说，现在的皮肤病，究其病因，大多数都属于内湿过重。

世界万物都存在一个微妙的平衡点，过犹不及。我们现代人的生活，多数处于一种失衡状态，所以出现了越来越多的皮肤病患者，很多皮肤病患者表现为"内湿"过重，而身体里的"内湿"从何而来？我觉得"内湿"就是"家贼"，没有家贼引不来外鬼。而"家贼"也不是本质的"贼"，而是过犹不及的产物，一如不良的贪欲，即为邪。中医称之为"湿邪"。

湿邪过重，身体自然要将这些多余的东西清出体外，她采取了一些长"皮肤病"的做法。

如果说，身体是一座大房子，那么皮肤上的毛孔、汗腺等等，就是这座大房子得以更换新鲜空气的窗户。它每天都要不断地将体内多余的物质代谢出体外，让身体处于清爽的状态。可是，再宽阔的马路，车多了也会拥堵，更何况微细的毛孔。湿邪散不出去，聚集、流窜于皮肤、腠理之间。如果再有一阵凉风吹来，皮肤遇冷，将毛孔关闭，湿邪就更没有了发散的途径。

中医有串词儿，叫"春生、夏长、秋收、冬藏"。春季，所有的生命藏了一冬，都开始伸胳膊展腿儿的，生发出来。而夏天，天气火热，阳气浮在表面，我们的体表通道，开得最大，此时大量出汗，是"排毒"的最好机会，也是"排毒"的最佳方法。其实，排解的就是郁积了一冬的湿气。因此，越是四川、武汉这些炎热的地方，姑娘们的皮肤就越是通透、白皙，那不是保养有方，而是老天爷的恩赐。

在生活中观察，会体会到万事有异曲同工之妙，很多人的皮肤病冬天加重，夏天减轻；北方人到了南方，也会自觉皮肤病减轻，甚至不治而愈，这同样是给了身体排毒的机会。

但是，高科技的发明，让人们厌恶出汗，觉得有汗臭味儿，不美观，黏乎乎的，衣服贴着身体也难受。所以，大多数人都愿意待在有空调的地方。写字楼里有空调；出了楼，就上了开空调的车；回到家，为了不让燥热影响睡眠，空调一宿一宿地开着。

皮肤是身体防卫的第一道门，还引用《内经》里的话：是故虚邪之中人也，始于皮肤，皮肤缓则腠理开，开则邪从毛发入，入则抵深……

现代医学所说的细菌、病毒，中医所说的风、寒、暑、湿等，首先要经过皮肤才能进入身体，因此皮肤的开关自如就是关键。可是它总在需要"开门"的时候被置于冷环境中，时间长了，反应就比较迟钝，会给外邪很多可乘之机，可能引发皮肤病，也可能引发其他疾病。

5. 养好皮肤，健脾祛湿是关键

| 现实问题 |

所谓湿邪，中医认为是妨碍生命的物质。而在生活中，湿又与我们息息相关，但凡和"三点水"相关的东西，生活中几时离得开呢？比如一个简单的皮肤保湿，都是女孩子终身努力的事情。简单地说，树木生长，生命成长一定需要雨水的滋润，但是，一旦雨水泛滥，就成了"洪"和"涝"，真的是水火无情，把生命冲毁乃至淹没。

其实"湿"字，可以用一句话来说明它的作用：化，能使万物荣，过则腐之。

重要还在一个"度"！一切美好和谐皆在于这个"度"。问题是，如何把握这个度呢？

　　有句成语：形如枯槁。比喻生命如同枯枝败叶，不丰润，没有了生命的温度和活力。所以，生命是喜润的，燥和湿都不在"度"上。

　　中医说"湿"，有两个脏器最常被提到，脾和肝。

　　《内经》中，脾被封为"谏议之官"。西汉时，曾设一官职，叫"谏议大夫"，专门向皇上提意见，相当于现在的人大委员或者国外的议员，反映民声民意。脾也起到了这个作用。

　　脾通过什么样的语言来向我们"谏言"？胃口的好坏和大便的性状是比较直接的表现。

　　很多皮肤病病人不是便秘就是拉肚子，或者大便稀软，呈现一种黏稠的状态，这些都意味着脾气不足。是谁伤害了脾？是湿。湿聚成邪，是罪魁祸首之一。

　　脾主运化，吃喝下去的食物，首先抵达胃，然后需要脾气来运化和调动：哪部分要生成气血精微物质，输送到全身；哪部分是糟粕，需要从直肠"处理出去"……

　　可以说，现在很多人的饮食和作息习惯，都是先伤脾进而生湿的。尤其是年轻人，临床上有很多一米八几的小伙子，看上去高大、挺拔，然而，去看他的舌苔、脉象，都有脾虚的迹象，因为现在生活富足，从小孩子开始，就无限量地供应油炸食品、冷饮、甜品，连一两岁的婴儿都吃奶粉、米糊、果酱等等。很多二十几岁或者中年以后发病的人，他的病根儿就是在婴儿、青少年时期伤了脾胃种下的。

　　中医认为"湿邪困脾"，简单地说，体内多湿的人，会升发出一股"沼气"，走路沉重，身体不舒爽，每天昏头昏脑，甚至生活没有激情……因为脾脏被困扰，变得迟缓，没办法让精微的物质生成新鲜血液，输送到全身，作用于身体；也没办法将多余物质，送出体外；更没办法将多余的湿和热化解掉。于是"沼气"越积越多，形成恶性循环。幸运的是，一些人的身体会以湿疹、长痘、牛皮癣这样的形式"起义"，而不是以其他形式"造反"，比如肿瘤等等。

脾需要肾阳来供应给它阳力，才能正常工作。寒凉的东西，不单是冷饮，还有未加热的食物和水，一进入肚子，就会把一些"阳力"给镇压了，就像在火上浇了一盆凉水；甜食和油炸、油腻食物不易消化，大大增加了脾的负担，导致脾虚；熬夜伤阴，也会生湿；还有就是现在很流行吃辣的食物，更加重了体内的湿热。

辣在中医来说，本来是燥湿的，气候潮湿地区的人都很能吃辣，吃了也不长痘，这是因为潮湿的地方大多炎热，高温能让人体把毛孔打开，跟外界保持很好的交流，换句话说，把身体的窗户敞开了，多余的湿热通过流汗，大部分散出去了，简单说来是一种"排毒"。而在北方吃辣，由于地域不同，效果恰恰相反。

北方人比南方人更易得皮肤病，尤其在临床中，我发现相当一部分湿疹病人来自内蒙古地区。原因之一就是北方过于干燥，身体的"窗户"常常是关上的，不利于"排毒"。所以，越是北方人，越应该少吃油腻、辛辣食物，不要让多余的东西产生、存放在身体里。

可是现在北方人也喜欢吃油腻、辛辣的东西，不但燥湿作用有限，辣椒的热，也被留在身体里，吃多了就变成了湿热纠结。

除了脾湿，生活节奏紧张，压力过大，会使肝气郁结，在脾生成的湿热，会聚集在肝中，就像一个湿热的集中营。现代的人，肝经湿热的也越来越多。

多余的东西，很多最终都要通过皮肤上无数扇"窗"散发出去，湿热多了，它就算有再多的通道，也不够用。

除了开"窗"，关"窗"功能的好坏也很重要。湿热由内而生，我们需要从"窗"散出去。但是，外面有风"邪"，我们还得不让它进来。《内经》里说："清静则肉腠闭拒，虽有大风苛毒，弗之能害。"现在人的皮肤不得清静，它也累了，也想歇会儿，可是关不住，风一进来，你会感到疼痛和巨痒，皮肤需要反抗，怎能怪它起些奇奇怪怪的东西？

因此，预防和治疗皮肤病，养脾祛湿很关键。

我在临床治疗的时候，会告诫我的病人，这个阶段里牛羊肉、鱼虾类及辣椒、韭菜等辛辣食物不能吃。那么，平时感觉自己也是湿热体质的人，也要尽量少吃这些食物。

"饮食清淡"四个字看似简单，却是治病、养病、长寿的关键所在，如果是应酬比较多的人，不得已的办法，冬天呢，要多吃白萝卜，萝卜有利于宣通肺气，肺主皮毛，有助于将体内多余的湿热排泄出去；夏天呢，吃姜片，对升阳很有帮助，可以用鲜姜切片，加黄芪泡水喝，最好不要放糖，因为糖是"积水"的，不利于祛湿。

另外，饭后半小时，用手掌绕肚脐做按摩，顺时针、逆时针各100次，帮助肠胃消化，这也是很好的减脂方法。

6. 痒，是阳气没有到达的缘故，宜用艾灸补阳气

| 现实问题 |

马三立先生曾说过一段相声：一人剧痒，求得秘方，拆开重重包

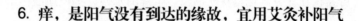

裹，却只发现俩字——挠挠！皮肤病病人共有的症状，就是痒。

在《明疮疡痛痒麻木论》中有这样两句话："若人质肌肤附近火灼则为疮，近火则痛，微远则痒。痛者为实，痒者为虚，非为虚寒之虚，乃火热微甚之意。"在这段文字中，作者拿人与火的距离说明痛和痒的关系。痛了，那是因为离火近；痒，那是因为离火远。

因此，"痒"，是因为虚，不是身体虚弱，而是"火力"不足，也可以理解为阳气温煦得不够。

"挠"是一种本能反应，在"挠"的时候，皮肤上会出现红道，能解痒，这是否就是一种气血通畅的表现？

| 刘辉解答 |

昨天我还在看一个脸上长了湿疹的孩子，挠得很厉害，很多地方都挠破了，大人怕感染，硬捉着不让他挠。孩子不挠了，结果怎么样呢？面神经麻痹，开始抽搐。

"痒"在现代医学来说，属于神经系统掌管的知觉。当瘙痒出现时，大脑发出"挠"的指令，这个指令得不到实施，神经调节就失调，就想别的办法，让面部肌肉抽动，自行解痒。

中医看"痒"更多是从另外一种角度。

《内经》中说："诸痛痒疮，皆属于心。"《医宗金鉴》的外科心法中也提到了："诸痛疮疡，皆属心火。"

我们常常说心痒难耐，其实心不会真的感觉到痒，但是很多皮肤病病人会有体会，越是心情不好，觉得烦乱，越痒得厉害。也确实有很多皮肤病病人，因为压力大，心绪不得安宁，结果得了皮肤病。白癜风、神经性皮炎就是典型的"心因性"皮肤病。

现代医学也认为"皮肤是一种心理器官"，出现紧张、焦虑等情绪时，更易诱发或加重原有的皮肤病。但现代医学的理解角度和中医不同，它从神经系统的一系列反应，包括汗腺、皮脂腺的分泌等，来理解心理因素引起的皮肤病的变化。

而中医有"心肾相交"的说法，心在五行学说之中，属火，火中之阳下降至肾，便能温养肾阳；而肾中之阴上升至心，则能涵养心阴。它们之间的关系，相辅相成，互相关怀，把自己过盛的东西，传递给对方，恰恰平衡了对方的不足。

也就是说，阳气，尽管先天藏于肾脏，后天也出此生成和升发，但是肾阳的本原，却来自于"心"，当然不是解剖学里的心脏，而是中医所说的"藏神"的心。就好比地球的温暖，其实是来自天上太阳的恩赐。

其实不说火，就说冬天，在外面被冻得凉凉的皮肤，回到家里，在换衣服时，皮肤裸露在暖气中，许多人就会出现"痒"的感觉，很轻微，随着体温的上升，痒也慢慢散去。

正因为冬天太阳不那么热情了，地面的阳气也开始准备封藏，地面一片萧条，能量大部分回归地下，为第二年生发新的生命储备力量。大地寒冷，人也开始觉得冷，毛孔尽量闭合，避免寒气进入身体。与此同时，新陈代谢也变慢了，患有皮肤病的人感觉冬天病情加重，其实不是病情加重，而是皮肤没有阳气的支持，体内多余的湿热代谢不出去，才会觉得更痒。

夜晚也一样。夜晚相当一天之中的冬天，阳气也要潜藏起来。所以有些病人晚上会觉得更痒。中医认为，睡眠是养阳的最好办法。我们多留意会发现，睡眠好的人，相对显得年轻有活力，皮肤也往往不会出现大问题。

出现这种情况的人，"挠"肯定不是很好的办法。首先，这种病如果发作得不剧烈，常常表现为在冷热空气交换的时候，感觉到痒，"挠"的时候出现红道，并且有些凸起，那么你要注意了，你是不是得了慢性荨麻疹。

不管是不是荨麻疹，我都建议那些经常觉得痒，或挠之出现明显痕迹，及长湿疹的人，平时多用艾条灸关元、肾俞、足三里穴，长期坚持。尤其到了夏天，最热的三伏季节，常灸，再配合吃一些藿香正气水。艾灸最善补益阳气，藿香正气可以祛湿。还有一点也非常重要，不要吃、喝冰冷的东西，出汗了，不要吹空调，用冷、用风把它收回去，出汗其实是排解湿气的最好方法。

古时有"伴君如虎"之警训。

御医刘裕铎，自医治十三爷之顽疾颇显疗效后，医术便名冠医林，雍正亦盛赞其为"京中第一好医官"。然而，世事多变。

史记十三爷文武兼备，乃第一代怡亲王，后人称之"令女人倾倒，令男人拍案"。怡亲王不仅与康熙帝父子情深，更是深得疑心颇重的雍正皇帝信赖，雍正曾说："朕实赖王翼赞升平，王实能佐朕治平天下。咸谓圣王贤臣之相遇千百载而一见，今且于本支帝胄之间得之。"

"王"，暨怡亲王。文中雍正无限慨叹，自感与怡亲王，为千载一逢之"圣王贤臣"，怡亲王实为辅佐治国之臂膀。

怡亲王病渐好转，即每日助雍正处理国事，终不敌劳累，旧病复发。期间，雍正又命刘御医前往医治，无奈药石罔顾。雍正痛心亲弟，怒责刘御医，刘氏性情倔强，回以：少年得痨不能及老，唯少操劳，方能延寿，怡亲王操劳过度，岂是药石有所作为？臣何罪之有！

雍正九年五月初四，雍正假借根由将刘御医发配西北，随军行医。此为命运无情起伏。

乾隆继位，又将其招为御医，并命其主修影响后世医家300余年之《医宗金鉴》，是为御纂。

《医宗金鉴》共计90卷，收录、集编自春秋战国以来历代医书精华。其中《医宗金鉴·外科心法要诀》18卷，涉猎外科诸病，更对湿疹等皮肤病的产生根由、治法、用药一一予以详述。

刘氏一门，至刘辉专研皮肤病诊治，亦从书中受益良多。

湿疹，身体与湿热毒的斗争

在专家刘辉的门诊前，我见到了这样一对夫妇。

女人被丈夫领着到北京来看病，40 岁了，瘦得麻杆似的，肤色黝黑，穿着大了一号的衣衫。男人脸上有着长期不解的倦意，也是瘦。他们来自内蒙古赤峰市元宝山区，女人的湿疹得了三十年，天天夜里奇痒，抓狂地挠，永远是挠啊。男人呢，二十多年来没有睡过一个囫囵觉，天天头昏脑胀，夫妇二人就这样生活在"水深火热"之中。

"为了治这个病，家里积蓄基本都花给她了。该借的邻居也都借遍了，好几十万块钱也都花了，这个病，老不见好。"看了中央台的报道，男人坚持带着他的女人来北京找专家刘辉看病。

"疼吧，有毅力的人咬咬牙能忍住，那痒可受不了，就像虫子在肉里面爬，全身都有，受不了。白天还好一点，干活的时候好点，一到晚上都不用干别的，就抓，必须抓得流血才能受得了。你们没遭过那罪，不明白的。"女人一脸的痛苦。

她说自己刚得病的时候只是有些疹子，剧痒，挠破了就流血，结痂，到后来皮肤慢慢地变得特别厚，形成了一块一块的硬痂，开始和旁边正常的皮肤一起裂口子，又痒又痛，挠也不是，不挠也不是，自己都感觉皮肤要抽起来了。

女人说："痒得不行的时候，真是恨自己还不如得个癌症，得个肝癌、胃癌、肺癌的，虽然也是遭罪，到后来说死很快就死了，现在这个就是活遭罪。难受的时候，我看着来火车我就想爬火车底下，来汽车我就想汽车能不能把我给撞死，活得一点信心也没有了。我原来工作什么的，还真挺认真，也非常好，但是由于晚上睡不好觉，第二天工作总马虎，总出事，单位就让我内退了。"

难受得不得了的时候，她真是一心想死，琢磨着要怎么个死法，她说："我要找一个大科研单位，把自己献给科研事业，让别人来研究这个病，哪怕把我千刀万剐，只要把这个病研究明白了，别让别的病人再遭罪就行了。"

1. 调整湿热体质，就是清理易爆发湿疹的"雷区"

一个陌生的博客，一篇陌生的博文，却轻易地，就把佛家所说的"堪忍"的痛苦，传递给每个阅读的人：

昨天晚上，可恶的湿疹又开始让我难以入睡，痒得钻骨。"痒"，就一个字。

两只手不停地在腿上挠着，血淋淋的样子一定挺可怕了，但是只有挠着我才能感觉到舒服一些。对没有患湿疹的人来说这有点变态，但是确实能从用力挠的过程中，让自己好过一点。为什么现在的医院就治不好这种皮肤病呢？以前怎么就没有这么多的病呢？难道真的是人类破坏自然遭遇的惩罚吗？

刘辉解答

他们真的非常痛苦。每天面对这些痛苦的人儿，我会经常告诉自己，你不能休息，因为有太多的患者痛不欲生。如果不能得到很好的治疗，这些湿疹裹挟着痛苦，每年都会如期而至，让人痛不欲生。痒，就是这些患者每年冬天的必修课。有很多小伙子，曾经满腿汗毛，现在都被湿疹弄光了，涂药的地方变成黑色，黑一块，白一块。他们的生活几乎没有夏天！有很多患者就说，假如上天可以给我一个机会，我情愿用十年的光阴换来湿疹的康复！

尽管这样，我会和他们说，一切都会好起来的。只要我们坚定

24

揭开皮肤·病·的真相

信心，不再盲目。

因为任何一种疾病，外因只是诱因，内因才是决定因素。一种体质，处在相应的环境中，就有可能被诱发出来某种疾病。比如非典，比如流感，都是特定体质的人才有的遭遇，并不是所有人都会参与。

而湿疹病人，一般都是湿热体质，并且有血热的症状。

对于皮肤病病人来说，体质湿热，表现在皮肤上，就是长一些疙瘩，可能是湿疹，可能是青春痘、带状疱疹；也可能出现各种异常情况，比如牛皮癣或者白癜风等等……如果反推回去，一个人的皮肤不好，即使仅仅是长些不痛不痒的小疙瘩，也说明体表的开合功能不好，体内必然有多余的湿热。这就像一个苹果，外面出现一个小坑，切开之后，你会发现里面早就开始腐败了。外面的坑洞，是由内往外"排毒"的一种表现。

而血热，也是众多皮肤病的原因之一。中医认为是"邪热入血"，所谓"邪热"，可以说以湿热为基础。人们常说"热血青年"，具体表现就是精力旺盛，激情满满，却往往容易冲动。

而痒呢，也可以理解为"漾"，中国文化中，同音字往往有相同或相近的意思。痒和漾一样，在某种程度上理解，是一种亢进的状态，痒造成的情绪波动，也多与血热有关。

血热的人，先是内里的脏腑热，这种热就像一个小火炉似的，"烤"着血管，血液中的水分有一部分就烤干了，慢慢地，血会变稠，血管充盈度就不好，也就是瘪着，血液流通就要受到影响，也是一种阴亏、阴虚的表现。这种"血热"的状况，在皮肤病病人身上表现出躁动和亢奋，性情急躁，心慌难安，大便干燥。

是什么造成了湿疹病人的湿热体质？我在临床上观察患湿疹的

人，有很多共同点：饮食上，嗜吃辛辣、厚味；情绪上，脾气急躁，但是性格比较直率，这类人通常肝火比较旺。最重要的一点是，生活中不拘小节，我说他不能喝酒，不能抽烟。他说没事，我不喝受不了，得活出质量来，不少这样的人都会有这种想法。

而这些不同的病人，共有的生活习惯，是造成湿热、血热的基础。当身体变成了这样一种内生态，就相当于埋下了湿疹和其他皮肤疾病的地雷，很多人尽管目前还没有大规模发作，也已经是一个"准皮肤病病人"了。加之平时比较马虎，不太留意环境和气候变化，遇到自然界中的风、寒、暑、湿、燥、火，这六种致病的因素，或者情绪上的剧烈变化，导火索就被点燃了。

因此，预防皮肤病的关键，首先是学会判断自己的身体是不是有多余的湿热，一般会表现出：有口气，多黄痰，舌上有黄腻厚苔，头发油腻、易掉发，面泛油光，有狐臭，脸上或后背经常长痘，小便黄、短，大便黏滞不畅或经常便秘。另外，男性阴囊潮湿，女性白带多或黄等。

如果仔细观察，出现上面症状的这些人，皮肤大多有明显问题，可能长斑，或有粉刺等等。如果已经出现过轻微湿疹，相当于已经经历过"小爆炸"，这时，就需要及时调整体质，赶快把"雷区"清理一下，否则，等到湿疹再爆发的时候，皮肤会流水，结痂，"爆炸"后一片狼籍。

人们体内这些热毒、湿毒从哪里来？

根源还在饮食结构、生活方式上。小孩吃的小食品有防腐剂，还有很多其他添加剂，往往成为过敏原，像我们检测到的苯甲酸，就是一种防腐剂，很多小孩对添加了此类物质的食品过敏。

以前美国有一个调查，挺有意思。有一个地区的治安，有几年

揭开皮肤：病：的真相

特别差，人们都很纳闷，为什么这么差？一番调查下来，发现跟十年前施行的一个法令有关，禁止未婚少女堕胎。禁止堕胎，是出于一种宗教的人性化的考虑，胎儿也算是一个生命，堕胎是否符合伦理，这在西方国家至今还是一个颇具争论性的话题。为什么这条法令的施行会导致十年之后社会治安变差呢？当初很多十几岁的少女，由于不能堕胎，就把孩子生下来了，但是她们不能给孩子稳定的家庭环境和教育，这一代孩子大多在混乱的环境中长大，就导致了十多年后这个地区治安环境的恶化。

这个真实事件特别值得我们思考，很多事情，长期发展下去，后果不堪设想。防腐剂、添加剂、速食品……对人体的累积伤害现在还远远没有得到重视。

前段时间有个报道，说一个小孩，爸妈常年不给做饭，他特别喜欢吃方便面，吃了好久，突然间发现胃有问题，然后到医院去拍片子，一看，胃黏膜长了一层蜡。方便面盒里面有一层蜡，热水泡面，蜡就溶化了，跟着面被吃到胃里，不能消化，长期大量食用方便面后，就在胃黏膜上面附着了一层蜡。导致孩子胃疼。

还有一些膨化食品、碳酸饮料，一些在学校周边小卖铺卖得很好的便宜小食品，质量也不太过关。食品危害问题隔三差五见报，却往往是在伤害已经酿成之后！

有些食品，从食品管理法上来说它不能算有毒，但它比有毒的食品更可怕，因为人们忽视了它们的危害，放松了警惕，吃得太多。

那么，我们如何转变湿热体质呢？健脾祛湿仍然是关键。

一般来说，经过一段时间的饮食调理，能起到作用。健脾利湿的食物，除了人们熟知的薏米，还有赤小豆，也就是常说的红豆，也是非常好的药食。《本草纲目》中说："赤小豆，其性下行……故行津液，利小便，消胀除肿……"

简单地说，它能让瘀滞的"河道"畅通起来，并通过小便的方式，排出体外，从而达到消除肿胀、排脓散血的功效。但是，因为它通利的功能比较强，多吃不益，平常在煮粥或熬汤的时候放一些就好。

薏米和赤小豆，也适合湿疹病人在治疗过程中用作食疗的辅助品。在煮薏米红豆粥时，适当加入一些连翘，有助于疏散风热。另外，涌泉穴、内庭穴、丰隆穴、三阴交穴、阴陵泉穴、内关穴和中脘穴，经常点按或做艾灸，也有助于健脾利湿。

急性湿疹也可以用三妙散涂抹患处来止痒：黄柏100g，牡蛎200g，青黛15g。研成极细粉末，以蜂蜜和之，每天可用数次。

2. 小红疙瘩，为健康亮起的黄灯

| 现实问题 |

最新统计显示，我国湿疹的总患病率每年都在上升，尽管和一些重大疾病相比还不足以形成危机，但是由湿疹可预知的体质偏颇已成蔓延之势。正如多年前不闻其声的男性疾病，由于其具有的隐秘性，涉及男性面子，人们往往羞于启齿，直到忍无可忍，才搜罗秘方和秘医，极少人走入正规医院，致使许多人延误治疗。直至今日，男科疾病仍不断爆出最新病例，总发病率的数据却始终是个谜。

仍然有很多人，对起些小红疙瘩不重视，在湿疹刚发病时不以为然，极少有人考虑整体的问题。

目前"三高征"刚出现，还没达到一个高峰，我觉得国家如果能推行一些强有力的政策，限制防腐剂、添加剂的使用，引导人们合理、正确地饮食，情况会有所改观。

其实刚才谈的一些东西，整个儿就是一个求快、求速的社会现象的缩影，这个高速发展的进程中必然会出现这样的问题，也许许多人多年以后，再回过头看一看，才会更清楚这些事情和健康是多么息息相关。

几年前，国外有人做过统计：15%的人一生中曾患过湿疹，而且$\frac{1}{3}$是1岁~4岁的儿童。我们门诊也做过统计，湿疹病人占皮肤科总门诊的60%，这是一个很大的人群。

在我们国家，一些药膏不需要处方权，随处可买到。在皮科门诊之外，有相当一部分人，得了不太严重的湿疹，起了点小红疙瘩，或者稍微有些破损，面积不大，也痒得不厉害，一方面不想多花钱，一方面觉得不是大病，经常就自己去药店买点儿外用药，回家涂抹上了。

涂抹好的人，很幸运；涂抹不好的人，可能由慢性湿疹突发为急性湿疹。这种情况，在小孩子尤其婴儿身上最常见。小孩子起了湿疹，妈妈开动脑筋，忽然想起电视上听到的"某某药膏"能治皮肤病，就自己去药店回来给孩子擦上了，第一次擦，发现很管用，皮肤很快变光滑。可是一停药，湿疹又回来了，再擦……反反复复，湿疹加重了不说，孩子还可能出现各种副作用。

还有些人，市场上卖的药膏他基本都用过，好一阵，又复发。

就像刮胡子一样，再锋利的刀，刮得再干净，根还在内里。

　　也有人说：你说自己吃点儿药、擦点儿药不管用，为什么我发过一次湿疹，就自己弄好了？

　　我认为，这里面有两个因素。

　　首先，是用药对了证。很多人得了湿疹，听到这个名字，直觉告诉他是湿引起的，他会找连翘解毒片、牛黄解毒丸或者藿香正气丸等祛湿、解毒的中药来吃。至少他祛湿、解毒的路子对了，湿疹就下去了。这个人以后有可能再发，也可能不发。

　　其次，就是体质因素。尽管偶尔淋了雨，或者睡了一夜地下室，第二天早上突发了湿疹，他也是去买药膏，先不说是什么药膏，总之这些药膏将表现的疹子"压"回去了，而他自己的体质，也还不完全具备大规模爆发湿疹的条件，那么以后在一定时间内不发作，也就不再发作了。

　　这就好比，中国人和中东国家的人都刮胡子。中国人两天刮一次，没问题；中东国家的男人就不行，他早上刮完，到了下午，基本脸上就又黑了。这就是明显的体质不同。

　　我们中医认为，身体是动态的调试系统，每时每刻都会变化，如果各方面的适宜条件具备了，就会越来越好，反之就会越来越糟。只是这个调试过程有人是自觉进行的，有人是不自觉的。比如工作的调动，饮食的改变，性格的改变等等，都会使条件向好或坏的方向发展。

　　我们门诊里，很少看到仅仅起点儿小红疙瘩的极轻度湿疹病人，来这里的，往往已经反复发作多次、病程很长、病情很严重，皮肤出现凹陷、流水和结痂，但这些严重的湿疹患者，很多都是从起小红疙瘩发展过来的。

打个比方，着了湿、寒，开始起小疙瘩，就好比十字路口上黄灯已经亮了，此时需要停车等待，检索自己的身体发生了什么问题。如果不予理会，一踩油门就过去了，结果酿成大祸，悔之晚矣。我建议大家，如果发现自己有湿疹出现，可以做一些有针对性的检查，比如肝胆方面的体检。

另外，湿疹表现出来的高复发率很有代表性，有的人一年当中甚至发作十几次。皮科医生有的常说，湿疹要是都能控制不复发了，皮科大夫们的工作就轻松了大半。

为何反复发作，原因仍然在体质。

是否得湿疹，是否得严重湿疹，湿疹是否能"自愈"，严重湿疹是否会复发……所有的决定权，都在病人自己手里。因此，除了预防之外，最重要的是随时关注皮肤变化，像初次的轻微湿疹，仅仅起些小红疙瘩，感觉到痒，多洗澡不是解决办法，反而容易因为水湿发展成严重的湿疹。此时，一定要注重保暖，甚至是"捂汗"，多喝开水，让湿气得到排解，家里备有连翘解毒丸或者维 c 银翘片的，可以按用量吃一些，如果有加重或反复的迹象，立即到医院就诊。

3. 天天健康语录：我很幸福

| 现实问题 |

古时候中医带徒，徒弟须依据师傅所开的方子，反推疾病。

如果依治疗湿疹效果比较好的"除湿胃苓汤"，来反推现代人湿疹高发的根本原因，便是"心火"，即人们常说的"心气儿盛"，现在很多人，做什么事都想做到最好，要强。西医专家说，越是要强的人，越容易得免疫系统疾病，尤其是少年，男孩子易得强脊炎，女孩易得红斑狼疮；而"脾"的谐音就是"皮"，脾的好坏会直接反映在皮肤上。

现在的社会环境，实行严酷的淘汰制度，容不得半点懈怠，"心气儿盛"的人，必然思虑过多，思虑也伤脾，这成了现代皮肤病高发，还恶性循环的重要原因。

尼采曾说：地球有一层皮肤，这皮肤有病，其中之一便叫做人。放到今天，更值得现代人深思。

| 刘辉解答 |

可以说，现在人们得病，有两大原因，一个湿邪，二是心结。

"心理学"作为一门科学，是 19 世纪由德国一位哲学家赫尔巴特提出来的，后来才被应用到医学领域，直到今天，仍然被认为是哲学与医学的结合体。而中国早在几千年前，就把人，放到哲学"人"的位置，"人"的身体、思想与自然万物统一，相互影响、相互作用。

我们在治疗湿疹的时候，为什么会让病人填一张表格，写上他的基本信息，像居住环境、发病时间、合并症、家族史和母亲的孕期情况等等，甚至还要了解他的身高、体重和近期工作及生活状况？

中医治病有个道理，叫"天人合一"，即人是与天地相呼应的。放到大环境中，一个人的信息，也是一个家族，一个社会甚至整个宇宙的信息。那么，作为中医，在诊病、治病的时候，除了要考虑人的因素，也要尽量了解他生活中的每一个细节。这种"通盘"的了解和医治，对易复发疾病的治疗尤其重要，唯有这些因素全部考虑到了，给出治疗方法，才有可能对症下药，尽量减少复发，以至不复发。

比方说，老年人和小孩子相对免疫力较低，阳气也不够壮盛，但在"非典"那一年，感染率很高的却是青壮年。这个时候，中医除了看"人"，还要看大的环境。当时，北京整个大环境是潮湿闷热的，而现在年轻人体内，往往都有湿热过重的现象，易与同样湿热的外环境相感应。一种病在这样的大环境中出现、存活，同样也能在相同小环境的人体内出现、存活。很多医院的医生、护士，保护措施很先进，可仍然避免不了高感染率，其实，保护得越严实，越密不通风，就越助长湿热的威力，加大被感染的危险。

那么，从我的角度来看湿疹的高发，这个大环境是什么？身体这个物质的大环境，就是现代人饮食和生活习惯不节，所导致的湿邪问题；精神体的大环境，就是之前说到的"心火"，其实就是现在人心中越来越多打不开的心结。

湿疹来自于"心"，许多中医经典中，都有所提及，除了前面说到的《内经》、《医宗金鉴》，还有《诸病源候论》中的"浸淫疮是心家有风热"；宋代《圣济总录》中的"风热蕴于心经，则神志躁郁，气血鼓作，发于肌肤而成浸淫疮也"……

这些话，用中医的术语来解释，就是风性善游走，心属火，风挟热而来，煽风点火，于是人变得躁动不安，这股"火热"的感觉又被憋在身体里出不去，于是就把皮肤"烧"得溃烂了，干燥掉皮了……

有句词叫"心似双丝网，中有千千结"。人的心绪，是这个世界上最难理解的东西，有时候自己看以前在日记里吐露的心声，都觉得陌生。以至于，很多人都不相信，自己的急脾气、要强、爱生闷气等种种情绪，都与身体这个物质体的变化密切相关。

有时候我比喻人的身体就像个木偶，上边一牵线儿，下边儿就动；上边牵线的人走神儿了，哐，下边木偶就撞墙上了。对于身体来说，谁是牵线儿的那个人？就是"心"，西方说是大脑，但东方文化"唯心"论，见着喜欢的人，是心动；感到生气，是心疼；一紧张，心也感觉发紧……而现在人更多的是心累。

一个十七八岁的小女孩，曾经问我什么是幸福？我觉得很惊讶，以前的孩子经常感到幸福：有半个白面馒头吃，有一块儿肉吃，有一根皮筋儿，这孩子马上就有满满的幸福感。可是现在，连孩子都在寻找"幸福"……

很多数据显示，生活越是富足的人，幸福感就越低，而且，皮肤病越多。

有个做销售的年轻人，在我这儿治好七八年的湿疹之后，整个人都变开朗了。他以前非常消极、悲观，父母看儿子这样，经常偷偷抹眼泪。到我这儿治了一段时间之后，有效果了，他感觉有信心了，精神头就起来了。之后的治疗，同样的方案用在几个病人身上，这个小伙子好得最快，眼看着湿疹不再渗液，皮肤慢慢封口、恢复。有一天他告诉我，说：我现在每天早晨除了上厕所之外的第一件事，就是对着镜子，微笑一分钟，跟镜子里的自己重复：我很幸福！然后我就觉得自己变得更帅了。其实那时候他脸上沉积的色斑还没彻底消除呢，心却变得很愉快。

我觉得很有意思，也每天早上对着镜子微笑，对自己说：我很幸福！感觉像念了咒语，那一天的心情特别的好，病人再多都不会觉得累。可见人的幸福感与健康是有直接关系的。

揭开皮肤"病"的真相

4. 治好湿疹，环境和心情很重要

| 现实问题 |

　　广东一位深谙《易经》的民间中医，建了一栋专门给癌症病人住的五行楼。每栋房间不大，只有两张单人床，一个卫生间。没有电视，电脑等现代设备。窗子开得很高，很小，仅能容三四岁的孩子爬进去，杜绝了病人被风邪侵袭的可能性。这位中医还立下许多貌似无理的要求：不许洗澡，不许吃好喝好，不许单独入住，必须有家属陪住……这间房间如同母亲的子宫，癌症病人住进来，更像回到了生命的起点，等待重生。而正是这个保护柔弱生命的"子宫"，使很多迷途的"羔羊"重新找到了安全和健康。

　　而对于癌症患者来说，唯有"洗心革面"方能"重新做人"。

　　那么，对于皮肤病病人来说，是否也要考虑一下自己的生存环境呢？

| 刘辉解答 |

　　我赞成这样的一句话：疾病是一个人阶段或者全部生活的写照。为人一世，大家都有或多或少的修养，这些修养包括精神、心智、身体……其实更是一种智慧。俗语说得好：公修公得，婆修婆得，不修不得。

　　我们前面说了很多什么体质的人注定要有什么疾病，疾病可以让我们使用反推法。病了的人，也不需惊恐，因为这个病的到来正是提醒你：修正、修为的时候到了。

　　对皮肤病病人来说，饮食清淡，多出汗、少吹风，保持情绪稳定、睡眠充足，都是最终能治愈皮肤病的根本大法。甚至有一些湿疹、牛皮癣病人，在治疗阶段离开原有的环境一段时间，疗效就会更好。

我祖上刘裕铎开药铺时，医治过一个"大钱疮"病人。之所以叫大钱疮，是因为病人身上长的疮，跟古代用的外圆内方的铜币很像，从病理上来说，这种疾病发病时，患处会剧痒、溃烂。在中医里，可以归为湿疹的治疗范畴。

古时候，总有人得一些看上去有些诡异的皮肤病，很多人第一个想到的就是鬼神作祟，当时皇宫特设了"祝由十三科"，专用"巫术"和"咒语"治病。在当时的民间，这种"大钱疮"，就用出殡时撒的纸钱，烧成灰，拌香油，来治疗这个病。

我祖上当时只用了青黛、五倍子等中药磨成粉，扑在疮口，不到一个月，病就好了。在治疗过程当中，他跟很多大夫不同的地方，就是将病人"隔离"了，重新给他找了一个房间居住，治疗期间不允许回家。为什么要这样？中医讲"天人合一"，一种疾病，往往综合了外在环境与身体内在因素，治病也要遵循这个思路。除了用药物去调整内环境，换一个外在环境同样重要。

比方说，一个人住在地下室，常年的阴暗潮湿，后来得了湿疹，得了关节炎。他找一个治好了很多湿疹、关节炎的医生看病，可就对他没什么效果，或者显效很慢。道理很简单，他这边吃着排毒、祛湿的药，那边仍然住在潮湿的地方，医生又没有考虑到他的生活环境，没在用药时适当增加药量或调整方子，自然治不好他的病。当然，搬离这种环境效果会更好。

除了居住地，病人周遭的社会环境也很重要。有一个病人，是个白领，在一家韩国公司工作。她得了湿疹，但是不严重，平时用药加上饮食调理，控制得非常好。但她有个怪毛病，只要韩国总公司的老板来视察，她湿疹就加重。现代医学对这一类人群所患有的湿疹，有个名词叫"压力型"湿疹。从这个角度讲，换一个工作环境，对身心都有益，但是现在社会竞争这么激烈，想找份好工作不容易，那么我在临床治疗的时候，养脾祛湿、解毒，调整她的睡眠之后，还要重点疏肝理气，对于职场人来说，中医的疏肝就是最好的减压方法。

还有一个女大学生来找我看病。她得的是一侧乳晕湿疹，属于干性湿疹，很痒，那时是冬天，她生病的位置又很尴尬，也不敢挠，就像爬满了蚂蚁似的，欲哭无泪。

我帮她治疗一周多，她的痒感减轻很多，但就觉得长湿疹的这一侧皮肤变硬，敏感度下降。我建议她停药，之后我常常和她聊天。这是一个事事要强的孩子，心气高，爱生闷气。我就劝她，对人对己都宽容些，不要把事情都堵在心里，也不要太过于关注疾病本身。大概两个月以后，女孩给我打电话，说她很久没把病放在心上，不知什么时候，症状消失了……

有些人跟邻居、妯娌、婆婆相处得不好，长年活得压抑、憋屈，也容易得湿疹，类似的例子还有很多。这时候就可以吃一些加味逍遥丸来疏肝理气，或者用一支圆珠笔，从大腿根部的位置向膝盖方向按压，调理肝经。

人觉得憋气、沮丧，想发火的时候，往往能感觉到有一团气在身体里聚集，堵在那儿，用了这些方法，你会发现这团气渐渐散开了，反而还能笑对烦恼。

祖上刘裕铎治好了诡异的"大钱疮"，就一夜成了名，药铺生意越来越好，以至于我祖上的老丈人，德王，还在药铺旁边儿开了客栈和酒楼。当时很多人觉得我祖上刘裕铎是"神医"，其实，一个好医生，首先要有好医德，他最值得我们传承下去的，除了医术，就是对病人的细心和责任感。

其实，如果每一个人都对自己细心一些，负责任一些，谁都是自己的保健医生。有的时候，把一些不好的环境和习惯转换一下，不用药就治好病，那才是真正的高手。

5. 过敏性湿疹，需要给自己换一个"体质"

| 现实问题 |

现代医学将一部分湿疹归为过敏反应，称为过敏性湿疹。

一位朋友，常年在一家美容院做美容，她觉得效果很好，斑少了，皮肤也细腻、光滑很多。可是，在去年夏天，刚从美容院出来，她就觉得脸上痒，等回到家里，不但脸色发红，脸上还冒出很多小红疙瘩，奇痒无比。到医院检查，医生认为有可能是化妆品过敏，导致过敏性湿疹。朋友很不能理解，为什么同样的美容院，用同样的化妆品，用了三四年都没有问题，偏偏今年夏天就过敏了？

中医体质学中，有"体质可调论"。人吃五谷，并且受天地变化的影响，一个从来不过敏的人，因为饮食结构的变化，或者生活及心理环境的改变，可以转变为过敏体质；同理，过敏体质，也可以通过调理转变成正常体质。

这样看来，所谓的过敏性湿疹，与其远离无所不在的过敏原，不如从体质上找到发生的原因，改变体质，也就相当于给自己身体换了一个"房子"。

关于过敏的问题，现代医学一直跟在过敏原后面追捕凶手，却发现案情越来越复杂。

现代医学对湿疹的定义是：由多种内外因素引起的炎症性皮肤病。因此湿疹又叫湿疹性皮炎。但是，有的人湿疹和皮炎并存，有的人因过敏引起了湿疹和皮炎。这就导致不同的医院，在诊断同一个病人的时候，出现不同的诊断名称，可能是慢性湿疹，可能是过敏性皮炎，也可能是湿疹性皮炎……病人不了解其中的原因，常常感到一头雾水，我到底得了什么病呢？

古代中医也给湿疹起了很多名字，大多按发病位置命名，比方说"浸淫疮"、"旋耳疮"、"绣球风"、"四弯风"、"奶癣"等病，就相当于现代医学里的急性湿疹、耳周湿疹、阴囊湿疹、异位性皮炎及婴儿湿疹等病名。

但是，不管叫什么名字，在辨证和治疗的时候，大法是一致的。比方说，我祖上刘裕铎主编的《医宗金鉴》中，就对"浸淫疮"，也就是大多数人的湿疹成因和病况有着详细的描述："此症初生如疥，瘙痒无时，蔓延不止，抓渗黄水，浸淫成片，由心火脾湿受风而成。"

其中"心火脾湿受风而成"，就将这些症状形成的原因，说得很清楚，不管它叫什么名字，只要出现这些症状，就可以从"心火脾湿受风而成"中找到病因。

这个理念，也在我们家一代代传承了下来。简单地说，湿、热、风不但导致了湿疹，也是众多皮肤病的根本致病因素。不管是叫湿疹还是湿疹性皮炎，过敏性湿疹等等，治疗用药，都在一个范畴之内，大体的治疗理念还是清热、凉血解毒，祛风除湿。

前天我看了一个病人，在大医院诊断为慢性湿疹性皮炎。他说有好几次都想自杀，三年来跑遍大大小小的医院，能治这个病的西药基本用遍了，都治不好，他甚至自己买了很多皮肤病方面的专业书，经常给自己开药。虽然谈起湿疹来知识很系统，都快成半个医生了，但是这医生当得也不太成功，三年过去了，湿疹仍然长得全身都是，身边的朋友都不敢看他一眼。

他这湿疹最初是怎么来的呢？单位装修期间，他得了急性湿疹，到医院检查，做了过敏原测试，诊断结果：可能是由甲醛、苯等化学物质引起来的过敏反应。当时吃了很多药，天天挂点滴，时好时坏，慢慢就变成了慢性的，三年来没睡过一个完整的觉。照他的话说：痒得入心。最后，中等剂量的安眠药都失效了。

后来他来找我，基本也是抱着绝望的态度，有机会就试试，治好治不好也无所谓了。我给他治慢性过敏性湿疹的时候，不去管他的过敏原是什么，像甲醛、苯这些化学物质，在现在社会中，几乎处处都有，如果只有远离过敏原才能不发病，那他只能住到山里去了。更别说花粉过敏、螨尘过敏了，哪都躲不了……我的治疗思路就是调整体质，另一方面，清理他身体里的湿热、血热，首先把痒止住；一方面帮助他强大内在机能，他睡不着，吃不下饭，我就用中药调整他的内在机能，强迫他睡觉、吃饭。慢慢地，他自身的正气强大了，我的药自然就"退居二线"了。后来他好了，高兴得跟个孩子似的。

300年前的《医宗金鉴》中也记载了专治湿疹的"除湿胃苓汤"的加减方——苍术（炒）、厚朴（姜炒）、陈皮、猪苓、泽泻、赤茯苓、白术（土炒）、滑石、防风、山栀子（生研）、木通、肉桂、甘草（生）。煎煮时加入灯心草。

整个方子以健脾祛湿为主，清利心肺之火为辅，几百年过去了，用于治疗湿疹和所谓"缠腰火丹"的带状疱疹，仍然很有效果。

6. 爸爸妈妈，皮肤好了再要我吧

| 现实问题 |

有对年轻的夫妇带着小孩来看病，孩子才65天，患的是先天性大疱性表皮松解症。孩子妈妈去年看央视报道的那一天，小孩刚刚出生，跟黄郑的病一样。据了解，孩子的爸爸皮肤不太好。

| 刘辉解答 |

在我的诊室里，案板的玻璃下面压着一张大照片，那是一个红皮病的孩子，照片稍稍处理了一下。这是我特意营造的一个环境，我要让你们看到这些活生生的事例，光说不行。为什么这么说呢？皮肤病，很多人以为是小事，就一直拖着不治，好多到我这儿来看病的都是老病号了，有的病人得的是遗传性的皮肤病，这些病人很着急，她们说自己都到这年龄了，就着急生孩子，问我能不能先给她开点药抹抹，先不进行治疗，让她和先生生完孩子再说。我就拿照片给她看，我说你要孩子心情迫切我很理解，但是呢，这个病已经让你很苦恼了，也承受了很多煎熬啊，如果说你的孩子生下来再这样，你承受得了吗？孩子忍受得了吗？这是活生生的病例，大多数人都接受了我的劝说。

医生的态度，是病人的第一剂药，是一种精神上的药方，俗话说"良言入耳三冬暖，恶语伤人六月寒"。

中医里面讲说："母热则子热，母寒则子寒。"其实并不只是寒热体质会传给孩子，一些更复杂的细分体质也是不能忽视的。如果大人患过湿疹、皮炎、或是荨麻疹，他的小孩就有可能患某种特异性的皮炎，例如红皮病、大疱性表皮松解症。有人说是基因遗传，其实很多是母亲在怀孕期间吃了海鲜，或者是吃了某些药物，对孩子造成的影响。

有一种叫单纯疱疹的皮肤病，是由单纯疱疹病毒所致的病毒性皮肤病，中医称为热疮。它是个常见的小毛病，但是如果这个孕妇不治疗，那就很有可能引起胎儿畸形，或者有些小孩出生皮肤就不好。总的来说，皮肤病的遗传率不是太高，从综合文献报道和我的临床经验来看，也就是20%左右吧。母婴遗传的病比例要高一些，湿疹皮炎等能达到40%左右。湿疹皮炎在婴幼儿的皮肤疾病中，能达到60%左右。

这个情况需要引起大家的警醒，父母亲有皮肤病，由于各种原因没有治疗，然后生了孩子又是这种疾病，家庭负担很大，社会负担也很大，两代人遭罪啊。有位患者三十多岁了，家里人都催她赶紧生个孩子，她自己也很想要个孩子。我说，好多和你一样患有皮肤病的母亲，抱着刚出生的小孩来看病，那么小的孩子就全身通红，全身起皮，看着都心疼。所以我建议患有皮肤病的妈妈们，先治好自己的病，再考虑要小孩。不要让孩子一出生就承受这样的痛苦。

可能很多人不知道自己患有特异性皮炎，怎么看呢？用手指甲在皮肤上划一道，皮肤发红发痒，有划痕，那么，你就是这种特殊的体质，就可能患有特异性皮炎。有一年中央电视台不是做过一个节目吗，一个人说在他的胳膊上能写字，在上面写啥字就能出啥字，其实这就是一种病，而且它还会遗传。小孩子身上表现出来的可能是一片片的红，也会痒，在中医来说那就是一种胎毒。

胎毒是怎么来的呢？可能是母亲在孕期因药物、饮食，受潮，受风或过度紫外线照射等多方面的因素刺激，得了一个很轻微的小毛病或者是一般的皮炎，这对腹中的小孩来说，就是胎毒。古时候不说皮炎，它按患处部位不同来命名，长在背上就叫火疖子，出在脑门后面就叫砍头疮，出在肩胛骨上就叫手够，得用手抻开才能够得到……

母亲体内挟杂着病邪的气血，不但在体内侵蚀自身的五脏六腑，还会在怀孕期间，通过不断供应给胎儿，使胎儿的血液也受了母亲血液的直接影响。有的孩子，他妈妈可能皮肤也没啥问题，但是她喜欢吃海鲜和一些辛辣的东西，表面皮肤可能表现不出什么现象，但是体质里、血液里已经有这样一个偏颇的环境，小孩生下来，先天禀赋的就是一种湿热。也有另一种情况，孩子的妈妈可能存在先天不足，身体虚，怀孕期间妊娠反应很强烈，吃东西很差，这小孩营养吸收不够，先天禀赋不足，免疫力低下，生下来他的抗病能力就非常弱，有可能会继发感染皮肤病。

但凡能表现出皮肤病来的，是因为它正气还很强，有一些没有表现出来的，他正气比较弱，没力气往外撺这些东西。假如你怀孕了，皮肤上虽然没有起什么东西，而你的正气不足，体质没有湿热的偏颇，可就爱吃海鲜，就爱吃一些麻辣的东西，孩子可能正默默受着影响。你要是懂得为孩子担心，你就会想，吃这些东西虽然满足了自己的口腹之欲，但会不会给孩子带来不好的影响呢？你应该了解一些体质方面的知识，看看哪些偏颇的体质会潜伏着得皮肤病的危险。

现在西医的办法只能是在产前做羊水检测，一看不行，那就得流掉，其实已经晚了一步，已经怀上了。在中医来看，皮肤病比较明显的人或者有这种家族疾病倾向的人，就不应该怀孕了，应该抓紧时间对证治疗，症状消失之后，再恢复一段时间，等到彻底治愈以后，就可以准备要孩子了。

就是说，我们其实可以提前做好皮肤病的预防工作。很多年轻女孩肝郁气滞，爱发脾气，这也是需要调理的，尤其当你想做母亲时，自身要有一个反省、体察的过程。对自己负责任，也要对下一代负责任。

7. 防宝宝湿疹，妈妈孕期调整体质

| 现实问题 |

中国医学科学院皮肤病研究所，在几个大城市做过调查，发现6岁以下儿童湿疹发病率高达3%，也就是说，每100个孩子里头，有3个孩子患有湿疹！发展到今天，一些儿童医院经过调查，发现患小儿湿疹的人数，达到了总门诊量的60%。

如果按照前面所说的，湿热体质成为湿疹高发的重要因素，儿童湿疹如此高发，是否说明国人的湿热体质，已经"潜伏"在母亲的子宫里？而皮肤病在将来则会愈演愈烈呢？

| 刘辉解答 |

小儿湿疹，在古时候有"乳癣"或"奶癣"的说法，又叫"胎癣"、"胎疮"。

过去，一般都是 1 岁之内，还在吃奶的小孩子得这些病。但现在有很多 5 岁左右的孩子，也容易得湿疹，有些自己慢慢就好了，有些经年加重或反复发作。

有人说，既然叫"奶癣"，是不是说明母乳出了问题？或者就是从娘胎里带来的"胎毒"？从我的临床经验来看，现在小孩子的湿疹首先与遗传有关。但是我所说的遗传，跟现代医学所说的基因遗传不一样，而是体质遗传。

一般来说，得"奶癣"的孩子分为两个类型：

一是干燥型，表现为皮肤潮红、脱屑，会出现皲裂等。

二是渗出型，刚开始的时候，两颊长针尖儿大的红色丘疹，剧痒搔抓的时候，会有渗出物，形成红色糜烂面，有可能发展为整个面部乃至全身渗出。

第一种类型，大多是偏瘦的孩子易得，而第二种类型，则是胖孩子更容易出现。很显然，瘦孩子的湿疹，表现出一种欲发而无力的状态，但胖孩子则是明显的过盛。

过去生孩子，有句俗话叫"有钱难买胎里小"，和"有钱难买老来瘦"相映成趣。可不知道从什么时候开始，孩子胖成了一种"福相"，生一个大胖小子，很惹人爱。但是现在胖孩子身上的各种疾病屡见不鲜，儿童性早熟、肿瘤、糖尿病……在临床上，胖孩子更易得湿疹，更难治愈，复发几率也更大。

为什么现在大胎儿这么多？追溯到怀孕期间，因为孕妇的补养太过。

婴孩的湿疹问题往往不单纯是孩子的问题，更多的是母亲在怀孕期孕育给他们的，还有的孩子先天禀赋不足，喂养又没注意，也可以发病。现在小孩子得湿疹的越来越多，实际上是和父母的体质、父母的育儿理念和生活方式有着必然联系。

如果母亲怀着孩子时，经常过多食用鱼腥海鲜、肥甘厚腻、辛辣食品，会在体内生热、生湿。中医有一个理念："母热子热，母寒子寒"，母亲的体内蓄积了过多的热量、湿浊，等于说是给胎儿创造了一个湿热的环境，我们叫胎毒。

过多营养，造成孕妇体重直线上升，生出来的孩子个头也大。多营养，就相当于多热量，孩子生出来以后一定会有一些湿热的表现，比如说起疹子、起痱子、尿黄赤、大便秘结等等。

有一个母亲来看病，她就是在怀孕期间大量地吃海鲜食品。孩子生下来十斤多，几个月的时候，身上全长了湿疹，一直到 12 岁都没好，反反复复地发作。其实，追根溯源，是父母观念上的偏差导致小孩的湿疹。胎儿很无辜，被迫摄入高营养，形成了湿热体质，有了这种体质作为"土壤"，自然就有很多机会被诱发湿疹。

有很多人，一听儿童湿疹又叫"奶癣"，就想可能是吃奶上火，干脆就断奶吧。其实跟母乳根本没有关系，相反，天地造化出人类，又让母亲能产乳汁，就是要"养活"婴儿的，所以婴儿一定要吃母乳。关键是母亲的乳汁要有质量保证，不要在月子期，甚至整个哺乳期急剧地大补特补，对催肥催大的果蔬和禽肉更要提高警惕。

一个小胖墩儿，随着年龄的增长，有可能慢慢地长成苗条的姑娘、高大的小伙子，但并不表示他/她的体质改变了，因此成年后湿疹仍然有反复发作的可能。

这样的孩子，长大成家之后，繁衍后代，他/她会将母亲喂养自己的方式，连同自己的体质，一起叠加给自己的孩子，如此一代代传承下去……我们看过去到现在，得湿疹的孩子、大人年年都在增加，按照这种进程，展望未来，可以想见是一个什么样的前景。

过去民间有一种风俗，就是给刚出生的婴儿喝三黄解毒汤（小儿初生三朝即用此汤解其胎毒）：黄芩一钱，黄柏一钱，川黄连一钱，大黄一钱，浓煎，将丝绵作乳头状蘸药，时时令吮，每日五六回，不必尽剂。

关于三黄汤，还有一段打油诗：

> 婴儿系母体上肉，
>
> 三黄煎汤解胎毒，
>
> 虎头鞋子赤足穿，
>
> 狼虫魍魉不敢簇。

尽管这种方法已经失传了，但是，从它的理论上来说，还是有一定的道理。《幼科铁镜》中曾说："胎黄，由妊母感受湿热，传于胞胎，故儿新生，面目通身皆黄如金色，壮热便秘，溺赤。"形容的是很多小孩子出生后得的黄疸，也与湿热的母体有关。

应该说，现在人体内没有湿热的，真是不算太多，尤其是在大城市，生活比较富足的家庭，这样的人更少。想要孩子的时候，除了戒烟、戒酒，还一定要考虑到少吃鱼肉辛辣或营养品，调整一年左右，先对自己的身体做一个清理。

所以，刚刚做妈妈的人，更是不要太兴奋，随意补充各种营养，反而在饮食上要更有节制，不吃过于油腻荤腥、寒凉的食物，严格控制体重，比孕前增长最好不超过 20 斤。怀孕期间忌吹空调，不要呆在过于寒凉的环境里，这些会直接对胎儿的体质造成影响。

8. 小儿湿疹，还是喂养惹的祸

对于孩子的喂养，现在最大的问题是什么？就是经验断代了！很多年轻父母自己还是"孩子"，根本不明白养育孩子的道理，对于生命的呵护能力太弱了。没有老人的话可以听，自己看书学科学喂养，怎能知道轻重呢？中医讲，孩子属于纯阳之体，纯阳当中的稚阳。他是一株小嫩芽，你怎么去照顾他——水太多了会淹着，水太少了它还不能生发；阳光太热了它会打蔫；天太冷，它会着霜冻；营养太多了它会被烧焦，营养不够它瘦小发黄……一个母亲，对小生命的整体状态和阶段有理解，才能给孩子恰如其分的养护。

48

| 刘辉解答 |

中医讲："宁治十男人不治一妇人，宁治十妇人不治一小儿。"小孩的病为什么这么难治？一个是小孩属于稚阳之体，阳气稚嫩，他类似于春天，生发的力量很强大，但又像小嫩芽一样，不耐打击，一拔就掉了，风雨一大就伤了。另一方面，病得怎么样，他也不太会说，只是一个劲儿地哭。你问他到底是疼还是痒，他一看你是穿白大褂的，就哭，就是不跟你说，大人有时候也不太好描述。不过，如果治疗对症的话，很快就会有反应，因为小孩子对药物很敏感。

患湿疹的小孩数量日益增多，一个小孩有病，牵动全家人啊！这个湿疹表面上看是皮肤发红，有的小孩最初得的时候，就跟痱子似的；有的小孩他发病很突然，是急性湿疹，一夜之间全身都长着

揭开皮肤"病"的真相

通红的点，那些点一个一个的，到后来就开始慢慢地往外渗水，出水就得结痂，结痂他就想抓挠，越抓挠就会扩散得越大，痒得成宿睡不着觉。抓挠还容易感染，感染之后就容易化脓，中医叫"走黄"，有可能危及生命。因为湿疹是属于营分、血分的病，比在气在表的病要严重得多，还好在夜间发作。

祖上都管小儿湿疹叫湿毒疮。小孩子体内的湿热、湿毒，最早大部分都是母体有问题，形成胎毒的潜在因素。孩子出生后，有的母乳质量不太好，有的奶粉质量不太好，有的不太会照顾小孩，给小孩穿得太多或太少，有的不该通风的时候通风，该通风的时候没通风，形成了这种雪上加霜的诱因。有的父母洗衣服用洗衣粉、肥皂，有时候没清洗干净，对皮肤有刺激性。还有就是小孩穿的衣服，有时不太注意，用的是化纤的东西，都能让湿疹加重。尿布片也是一样，老人说小孩儿用的尿布，用哥哥姐姐传下来的，越旧的尿布越好，也是同样的道理，减少刺激性。

小孩得了湿疹来看病，往往是一大家子护着来，通过这个孩子的病，我们很容易看到整个的家庭情况，有哪些遗传问题，哪些环境问题，哪些喂养问题。小孩子的湿疹40%是遗传，60%是后天养育的问题。

在养育孩子的过程中，还存在一个滥用药物的问题。父母一看孩子长小湿疹，就上药店买肤轻松，皮炎平这些个激素类的药膏。激素大家都知道，用完之后会特别好，但是病情很快就会反复，就像饮鸩止渴，用上就好了，停药就反复，再用还好，到后来越来越严重，用量越来越多，形成一种恶性循环。

9. 警惕：全牛奶也会喂养出湿疹孩子

还有很多小孩子，父母的体质非常健康，很少生病。小孩子生下来也不算是大胎儿，在吃奶水的阶段也没有出现湿疹。可当孩子五六岁的时候，湿疹来了，而且一发不可收拾。

之前说婴儿一定要吃母乳，现况却是，年轻的父母，参照书本对婴儿进行"科学喂养"。现在流行经济产业链，一部电影火了，玩具、服装等相关产业也一并火了。而"科学喂养"的相关产业，就是进口的、营养添加丰富的奶粉；瓶小，但价格如金。还有各种米糊、果酱，高科技的纸尿裤等等。

现代科学不断经历着解构和重建，不断在摸索中进步。而孩子却没有这样的机会，他的体质，从小打下什么样的根基，就像是楼房打下了地基，将来长大，外型上再怎样变化，地基却很难改变了。

| 刘辉解答 |

孩子的疾病往往在于母亲，一个孩子生下来之后，想吃什么，不想吃什么，并不是他所决定的，是整个家庭给予的，尤其是母亲的影响。母亲如果走偏了，觉得就该孩子多吃点好的，多吃点肉，多吃点高营养的东西，结果可能就把孩子坑了，而且坑了孩子的一辈子，还绝不仅仅是一个湿疹、一个便秘的问题，那是在提醒你，这孩子体内已经有了多余的热量。

有一对年轻夫妇，由于要打理生意，孩子刚满月就断奶了。断奶的时候，孩子哭得很伤心，母亲的心里也挺难过，给孩子买了最贵的进口奶粉，还有许多专门给婴儿补充营养的东西。

可是这个孩子，刚满周岁的时候，就开始不停地感冒、发高烧。今天打抗生素，温度下来了；第二天温度又上去，又挂点滴，反复折腾。病情稍有稳定，咳嗽却一直没断，反正只要不发烧了，家里人就算放心了。

他们没有想到，小孩子母乳断得过早，生病了，又打那么寒凉的抗生素去镇压，她身体里那小小的生命之火才刚刚点燃，却没有人想到去保护她这个东西。在这种情况下，大量的营养物质不会培补孩子的阳气，反而让孩子的身体里有了多余的热、多余的湿。她未来的体质基础，就这么糊里糊涂地被父母给"奠定"了。

孩子3岁的时候，出现了很严重的湿疹，成宿睡不着觉，哭得撕心裂肺，然后又去打了抗生素。这回抗生素没管用，孩子的妈妈也顾不上忙生意了，成天跟孩子一块儿哭。把小孩儿抱来看病的时候，眼睛还肿得跟核桃似的，小孩儿那小脸就更没法看了，小手还要往出血的疹子上抓，我看了都很揪心。

现在流行一个词，叫"全牛奶喂养"。有个年轻的妈妈跟我说，她规定儿子每天喝够800ml牛奶，只要儿子说渴，就给牛奶喝。孩子长成了小胖墩，孩子是白，是胖，非常有精力，甚至有些阳热亢盛，他多动，老也坐不住，细看，汗毛长得特别重，这也是一部分湿热体质人的征兆，综合代谢过快，汗出得多，体内有热，喂养得过犹不及了。孩子今天不过是得了湿疹，长大了可能就是糖尿病。

这样的孩子越来越多，怎么办呢？

10. 预防湿疹，米汤养幼儿

人依靠阳气存活，所以人有体温，需要在恒定的温度中生活。但是这种温度，跟高营养食物中的热量，并不完全是一回事儿。

如果把阳气，比喻成生命的火焰，那么高热量和高营养，只能说是浇在火上的油，它帮助不了这团火更长久、更旺盛地燃烧，反而因为难以控制，而造成火灾，也就是身体里多余的热。

我们对孩子的爱意，反而成了伤害的源头。孩子长大成人后，体质不好，容易生病，当他想明白的时候，可能还会责怪自己的父母。

| 刘辉解答 |

所以现在要提倡千万别提早给孩子断母乳，只要做妈妈的奶水充足，就用母乳喂养。可是现在很多妈妈没有奶水，这真是一个烦恼的事情，那么究竟给孩子吃什么呢？到了这一步，这个问题真是不好解决了。

即便到了断奶的年纪，可以吃五谷杂粮了，也不让孩子乱吃高营养的食物。咱们老祖宗都是怎么养孩子的？让喝米汤，做饭的时候多放点水，煮一会就出米汤了，上边有一层白皮，那个对孩子的脾胃就特别好，脾胃好了，自然皮肤也就没有问题了。

如果孩子比较胖，或者大便干燥，小便黄而热，睡眠不踏实，易醒，不是因为吃奶上火了，是他身体里已经有了多余的热。这个时候，就要格外关注孩子的作息，因为孩子身体已经有了湿热的环境，此时一方面要防外邪，比如说避免受风、受凉、潮湿等环境；

一方面要赶紧将孩子的体质调整过来。

过去常说：要想小儿安，常带三分饥和寒。在家里，不要给孩子穿太多衣服。穿太多，孩子的免疫力就失去了锻炼的机会；吃太多，会对孩子娇弱的脾脏造成负担。也不要把孩子放在窗边，或者直接被风吹到的地方，尤其是出汗、毛孔打开的时候，一定不能着风。

纸尿裤的使用不当，也很容易引起湿疹。过去孩子们都用"尿布"，现在人们往往觉得不卫生。其实柔软的棉布，透气性非常好，不会让孩子的小屁股被闷在潮湿的环境里，也无需用洗衣粉、肥皂一类的化学用品洗孩子的尿布或衣物，只要它不太脏，清水就是最好的洗涤剂。

穿衣服方面，要穿纯棉、浅色的衣服。总之，衣服一定要以透气而防风为主。

小孩子皮肤娇嫩，常常会分泌一些保护皮肤的油脂，因此洗澡不要太频繁，尽量少用浴液。前阵子，媒体报导了某国际儿童品牌浴液的涉毒事件，先不管真假，至少它给了孩子家长一个警醒：即使是婴儿专用的浴液和保养品，也并不都是安全的。

在调理方面，建议开始吃饭的小孩吃一些小儿健脾丸。在3岁以内，按照说明书规定用量的一半吃就可以。当然要在有临床经验的医生指导下用药。中医说：胃不和则夜不安。对于小孩子来说，养好脾胃，才能养好睡眠，才能养好皮肤。睡觉对小孩子的成长发育又极其重要。

大连有一对哥俩，双胞胎，一样高。哥哥得湿疹以后，渐渐地比弟弟矮了一截。因为痒，每天抓挠不止，小孩心情也挺烦躁，睡梦里也抓挠。时间长了胃肠功能也受影响，消化吸收都很差。十几岁了，还长得像七八岁的样子。

睡觉，看着好像生命静止，其实是在修复，在生长。因此小孩子要睡好觉，睡得实沉才好。

小孩子就像一株小嫩芽，按照这个理念去呵护他，就知道怎么去照顾他了。

11. 小儿哮喘与过敏，最爱与湿疹相伴

| 现实问题 |

有研究人员发现，尽管患湿疹的儿童随着年龄的增长，病情会有所改善，但却很容易继发哮喘和花粉病。实验中，对94名患湿疹的儿童，从17个月时开始跟踪观察到7岁。实验结束时，82名儿童的湿疹症状有所缓解，但是43%的儿童患了哮喘，另有45%的儿童患上了过敏性鼻炎。

根据医学专家的临床观察，小孩的哮喘，确实常常伴随湿疹一起出现。这两种看似一里一外的病，似乎有着某种密切的关联。

| 刘辉解答 |

我的祖上刘裕铎曾说，婴幼儿的湿疹必须要治疗，而且要及早治疗，因为它对很多孩子来说，是胎毒或热毒存留体内，表现于皮肤之现象，不介入食物或者药物调整，必留后患。

对于孩子身上痒，出小疙瘩，长湿疹，很多人觉得等孩子长大，身体壮起来就没事了。这是错误的认识，病人不知道就罢了，但是有的医生竟然也不知道。

来找我看病的有很多这样的例子，孩子小的时候，得了湿疹，找医生，有的医生说：没事，七八岁就好了。于是呢，做父母的就等着。孩子七八岁了，还是偶发，医生又说：没事，到十四五岁就好了。做父母的也真听医生的话，又等。结果，十四五岁还没好，不但没好，还越来越重，出现了哮喘，这会儿家长着急了。

中国文化讲：窥一斑而见全豹，落叶知秋。警察判案讲究寻找蛛丝马迹，在我们的健康问题上，一些细节足以反映内里的大情况。现在很多疾病，就好比是一棵树的若干树枝，看着是树枝出现了各种各样的问题，但都是同一个根上的事儿，都是从这片土地上长出来的。那么，当我们看到皮肤病这个"枝"出了问题，也不需要去管别的枝芽还有什么问题，专治它的根儿就好了。

中医认为哮喘发病的原因，是有"陈痰"存积在肺中，像是一颗伏雷，外感风寒，遇到饮食和情志的变化，或者过于疲劳等诱因，就能使它爆发出来。在一些孩子身上就会出现哮喘的表现。

痰是什么？中医所说的"痰"，是津液的病变物。如果一个人早上起来就觉得嗓子难受，经常感到堵，即使没咳出痰来，也算是有了痰的物质了。尽管没有一个现代医学的病名能对上号，在中医看来，你身体里面已经有所警告了。

中医说到"痰"，一般都会说"煎熬成痰"，就像糖水在不断加热的情况下，会形成半粘稠的糖浆。津液被煎熬成痰，一定是因为体内有了多余的湿和多余的热。痰，粘稠，能够成为气血瘀塞的物质，它堵在哪儿，哪儿就出问题。肺里淤积的痰多，同样感受风寒，别人只是感冒，他也许变成了肺炎；人家感冒好了，他也许演变成了哮喘……如果痰积聚在别的地方，有可能出现肿瘤，也就是中医所说的"痰核"。

十多年前，人们在关注一个现象：得糖尿病和心脑血管等血管不通畅疾病的人增多了；十多年过去了，成人的"富贵病"只增不减，更为严峻的现实是：得肿瘤、糖尿病和皮肤病的孩子也多了。其实原因很简单，大人和孩子都生活在同样的环境里，大人尚且如此，孩子又岂能逃得过？

因此，我们治疗皮肤病，需要认真和绝对的严谨，不但要考虑治好他现在的皮肤问题，最重要的是，追根问底，从根本上调整体质，强调釜底抽薪、标本兼治。

12. 湿疹是身体在排毒自救

| 现实问题 |

除了之前对湿疹儿童的统计数字，相信在医院之外，仍然有很多家庭，在孩子皮肤出现了疹子、痘子或有些异常的时候，首先会选择自己购买消炎药及涂抹用的药膏。

皮肤上出现了微小的问题，大多数人往往不太在意，但是，皮肤上的丁点儿变化，就好像臭氧层破了一个小洞，后果十分严重。如果这时再不当地使用一些消炎或者含有激素的药膏，可能会出现难以逆转的大问题。

揭开皮肤"病"的真相

| 刘辉解答 |

一定不要给孩子私自用消炎药和药膏！

中医认为小孩子属于稚阳之体，像小树苗一样，生机勃勃，但很脆弱，需要细心呵护，而消炎药在中医看来属于寒凉之品。对

"小树"来说，相当于冰霜，会把它给"冻伤"，这种"伤"不会马上显现，但对孩子将来的体质有很大影响，本来能长成健康的参天大树，却因为"消火"太多，伤了阳气，将来只能长成不直溜、又多病的小树，反而弄巧成拙。所以，使用抗生素一定要慎之又慎。

那么，私自购买的药膏中是否含有激素？国际上对激素的副作用一再强调，在使用方面控制得极其严格，甚至可比枪支的购买。在很多国家，没有医生许可，个人不可能轻易买到这些药膏。而在我的临床中，有很多孩子就是因为家长乱用药膏，导致湿疹加重，错过了最佳的治疗机会。

我就遇见过这样一个孩子的妈妈，孩子四五个月大就开始长湿疹，孩子妈妈也问过很多亲戚朋友怎么办，基本都说小孩子就这样，大一点就好了。结果孩子 8 个月的时候，湿疹还是没好。孩子妈妈听说一种药膏很管用，就去买回来给孩子用。

药膏用上之后，湿疹好像减轻了，但是一停就反复，后来还越来越严重，小孩子脸上除了眼睛周围，基本已经没有完好的皮肤了，两个小脸蛋发红、渗液。实在没办法，领到医院去看，已经发展成了"激素依赖性皮炎"，如果再继续用下去，很可能会导致孩子的性早熟，甚至可能出现股骨头坏死。

家长们这种病急乱投医的行为，也可以理解。很多抱着孩子来看病的家长，都有一个困惑，为什么他们的孩子，还有周围朋友、同事家的孩子都会得湿疹？为什么有的孩子自己就好了，有的孩子却更严重了？为什么即使经过非激素治疗，有些孩子当时好了，却在日后又多次反复？

这么多为什么，答案只有一个，仍然是现在孩子们的体质问题。

现代医学治疗湿疹，大概有几种方法：抗组胺药，主要起镇静、止痒的作用，明显的副作用是嗜睡、疲倦；抗生素，比如红霉素、阿奇霉素、头孢等等，容易引起肝、胃的不良反应；硫代硫酸钠，一般用来挂点滴；甘草酸苷，脱敏、止痒，但可能会引起肢端水肿……

这些药物，从中医的角度来说，基本以抑制症状为主。就好比吃感冒药，不流鼻涕，不打喷嚏，也不发烧了，但并不代表感冒已经好了，它消除的只是表面症状。因此，从小就吃感冒药的人，长大以后，如果不调整饮食、加强运动，进而改变体质，他会比别人更容易感冒。

湿疹这种病，发病本身，就是体内的热毒、湿邪被"压抑"到了一定程度，哪里有压迫，哪里就有反抗。遇到一个契机，可能是环境原因，也可能是情绪因素，就开始反抗，它们想要发出来，就好像一个人憋了一肚子的火，发出来就好了。

我的很多病人，第一月吃完药大好，第二月不但不好，还会再往外出一些。有些病人就着急了，说医生这是怎么回事，怎么又出了这么多？我说你不要担心，这是"毒气外泄"，是一种排毒现象。

这个过程，就像是提炼黄金，黄金里有杂质，通过物理反应向外提炼，余下的纯金才会发光，而且往往需要反复地淬炼，再也没有杂质向外出了，就得到千足纯金了。放在人的皮肤上来说，这皮肤才通透了，健康了。

但是这个时候，如果硬是被镇压回去，表面上看，风平浪静了，其实根本问题没有解决，杂质仍然大量留在身体里，这次镇压下去了，下次逮着机会还要复发，如果被压制得"愤怒"了，就大面积爆发了。

13. 因势利导，四步治愈湿疹

| 现实问题 |

一场湿疹，如果我们能用平常的心态去看待它，它其实只不过是身体里的湿邪和热毒发起的一场起义。起义的本意是好的，是身体自发的正气，想要将湿热排出体外，只不过这场战争有时候看上去触目惊心。了解到这个真相，我们就更不能去进行无谓的镇压，反而应该"因势利导"，帮助身体，来完成这场充满正义的"起义"。

| 刘辉解答 |

这个比喻也算恰当，但是治疗湿疹不能着急，急则生乱。

曾经有一个 20 岁的女孩，因为湿疹治疗不当，不能出门，在家里呆了五年。

她在网上留言说："父母说我从小就有湿疹，本来在四肢的凹处，医生给我开了皮炎二号、三号什么的，一段时间后，反而加重了。16 岁开始，发展到了脸上，出现一块一块的，在卫生院里，医生开了激素药，我只是感觉用了这个，自己就和以前一样了，再也没有烦恼了。我真的很傻，难道医院的医生也傻吗？两年后的一天，我的脸突然红肿起来，又痒又痛，面部开始大面积地脱皮并有液体渗出。早上醒来的时候，我的半边脸和枕巾沾在了一起……我感觉也许死才可以减轻自己的痛苦。

我不得不住院了，一天两只，还是三只地塞米松不太清楚了，还有一些佛美松。我真的是很傻。一年后我开始出现心动过速、四肢无力的症状，而且，为了活下去不能再用激素了……"

这样的案例太多了，我反复提到这样的案例，意在提醒大家警惕激素的使用。

我在临床上治疗湿疹，一般采取四个步骤。我觉得只有这样，才有可能真正治愈湿疹，改善体质。

第一步是祛风止痒。因为要先把患者从水深火热中解救出来，少受煎熬。中药里，我们专门用甘草、防风来止痒，对湿疹的治疗来说，这第一步的止痒安神最重要。

第二步，凉血解毒，兼顾祛风止痒，要用水牛角、金银花、黄连等来清热。因为肺胃湿热，肝火旺盛，想让气血在循环的过程中清静下来，就需要清热化湿，再用龟甲适当地滋养阴液。

第三步，清除余毒，其实就是身体"正义"力量的复苏。这个阶段，湿疹有可能会发得更多，好像是病情有所反复，其实是身体机能正常运转，有能力把余下的湿邪、热邪代谢、排除出去。

湿疹处的皮肤，先流脓，然后板结，像土地一样。土地干旱也会板结、龟裂。不只外面干旱，在看不见的深处也干旱，地下也没有潮气，外面又不下雨。治疗的理念就跟治理干旱差不多，外面要抹一些滋润的膏，像雨露一样滋润它，内里要活化这个土地。清除余毒更多就是在活化土地，把内里的邪气一扫而光，改善自然生发的环境。

第四步，巩固疗效。也就是储备力量，稳定体质，釜底抽薪，防止复发。为什么说治好了以后，还要有一段时间的忌口？中医讲：大病去其六七即止。意思是当药物将身体的正气培育妥当，就可以依靠正气了，而不再需要药物辅助。这个时候，体质虽然通过药物得到大的扭转，正气开始发挥作用，如果再吃辣的、吃一些助湿热的东西，不注意情绪，这种负面的力量就会影响正气的发挥，内患可能还会死灰复燃。

实际上，任何疾病，没有哪个医生能承诺永不复发。医生也不可能跟在病人身边一辈子。如果他的自我保健意识没有得到彻底扭转，没有正确的修身养生方法，比如饮食清淡、心胸宽广、少欲少求，那我可以毫不客气地说，复发也是一件很容易的事情。

附：湿疹外治用药录

① 急性湿疹

初起局部皮肤潮红，很快出现丘疹、水疱，有时以某一种皮疹为主，抓后形成溃烂、渗液，剧痒。

治宜清热，收湿，止痒。方用青黛散：青黛、轻粉各 15g，黄柏 18g，苍术 10g，煅蛤粉 30g，煅石膏粉 30g。研为极细末，混匀，用淡盐水洗净疮面，将药粉直接撒布患处，每日 2 次。患处干燥结痂时，用麻油或凡士林调成煅状油膏，外涂，膏厚约 0.1cm ~ 0.2cm，每日换药 1 ~ 2 次。此方能除湿收敛，对湿疹及其继发的局部化脓性感染，以及脓疱疮等，均有很好的疗效。换药时，动作宜轻，若残留药膏不易清除，可用麻油稀释后擦除。

② 慢性湿疹

皮损多局限于某一部位，界限明显，炎症不显著。皮肤粗糙，甚至呈苔藓样改变，常附有鳞屑，伴有抓痕、血痂及色素沉着、阵发性瘙痒。

治宜润肤软坚，活血祛风，止痒。

方用止痒洗药、大枫子油膏。

止痒洗药：蛇床子、地肤子、苦参、黄柏、鹤虱各15g，蜂房、大黄、生杏仁、枯矾、白鲜皮、大枫子、朴硝、蝉衣、凡破各9g。碾粗末，装入布袋扎紧，加水3000ml，煮沸20分钟，待药液凉至略高于体温的温度，淋洗或湿敷患处，每次20分钟~30分钟，每日1~2次。可清热、燥湿、活血、祛风、杀虫、止痒，改善局部血循环，药液不宜过热。

大枫子油膏：青黛15g，川柏末30g，煅石膏末320g，天花粉180g（研）。混匀，加大枫子油220g，凡士林400g调成软膏，贴敷患处，膏厚0.1cm~0.2cm，包扎，每日换药一次。清热、收敛、除风、润肤、止痒。

③ 乳头、乳晕湿疹

女性的乳头和乳晕周围是湿疹的好发部位，多见于哺乳期。泌乳，相当于为外界与乳房之间开启一条新通道，婴儿的频繁吮吸，也是一个刺激。乳头和乳晕的湿疹界限清楚、瘙痒、糜烂、渗液、疼痛、结痂或起鳞屑，有时会发生皲裂。以下两个外涂方，哺乳期可用，不会对婴儿造成影响。

清热除湿，祛风止痒方：白芷10g，青黛6g，黄柏10g，枯矾6克，冰片1g，研细和匀。皮损糜烂、渗液者，用药粉干撒患处；干燥皲裂者，用麻油调药粉为糊状外敷，药厚约0.1cm~0.2cm，包扎固定。

白芷方：白芷研细粉，用加热的母乳调成糊状外敷，人的乳汁有润燥作用，因此对有皲裂的乳部湿疹最为适宜。

④ 阴囊湿疹

阴囊湿疹有可能扩延至肛门周围、会阴及阴茎。临床上一般分为干燥型和糜烂型。

干燥型表现为皮肤增厚、发干甚至皲裂；糜烂型表现为潮红、糜烂、渗液和结痂。根据经络循行的特点，女性乳头和男性阴囊均有肝经通过，调节心情至关重要。

干燥型治疗重点在于活血润燥，祛风止痒；糜烂型重点清热燥湿，祛风止痒。阴囊受尿液、精液的熏染，需要内外同治。

干燥型阴囊湿疹方：蛇床子、土槿皮和甘草各 30g，加水 1000ml，煮开 15 分钟，趁热先熏后洗患处，每日 1 ~ 2 次，每次 20 分钟 ~ 30 分钟。

糜烂型阴囊湿疹方：蛇床子、黄柏和甘草各 30g，加水 1000ml，煮开 15 分钟，待冷，湿敷患处，每次 20 分钟 ~ 30 分钟，每日 2 次。每次湿敷结束时，取青黛粉，撒干患处。随着皮肤从渗液到干燥，这青黛粉就沾不上去了，这时可用麻油和青黛粉调成糊状涂患处，药厚约 0.1cm ~ 0.2cm，包扎固定，每日换药 1 次，直至痊愈。

⑤ 肛周湿疹

湿疹多数局限于肛门口周围，很少扩延。中医认为，肺和大肠相表里，肺主皮毛，大肠与皮毛交界处发病，大多由于大肠湿热，加之排便时，肛门口频繁与秽物接触，易使疾病迁延不愈。

此处湿疹也分干湿两型，从体质来讲，还以湿热为主。表现和其他部位的相似，只是在皲裂的情况下，排便过程引起撕裂性疼痛。

内服药物可参见治疗湿疹的药物，以下为外洗法：

二黄珠石散：硫磺 20g，黄丹 4g，朱砂 3g，炉甘石 30g，煅石膏 200g，冰片 3g。碾极细药末，除冰片外，其余混合，用细罗筛去粗粒，再加入冰片和匀。用时洗净肛门，用棉签蘸药粉涂患处，每日2~3次，至痊愈。具有清热、收湿、杀虫止痒的作用。

为防止排便时发生肛裂，饮食务必清淡，少吃肉类及煎炸多油食物，忌口同其他皮肤病。自我生活方式调节，也是最重要的治疗方式之一。

⑥ 耳部湿疹

多发耳后皱襞，表现为红斑、渗液、糜烂、结痂和皲裂，自觉瘙痒。

治宜清热，收湿，止痒。外用连蛤散：

黄连、蛤粉、雄黄、海螵蛸、黄柏、青黛各3g，枯矾1.5g，冰片0.3g。研极细末，干撒患处，或用麻油调为糊状搽患处，每日2次。

所谓"后宫佳丽三千人，三千宠爱于一身。"

清有乌拉纳拉氏，是努尔哈赤宠妃，与多尔衮的母亲阿巴亥，同出乌拉部族。其容貌美艳出众，备受乾隆宠爱，先立为娴妃，在皇后富察氏病故之后，立为皇后，权倾后宫。

时逢娴妃二十华年，娇容长痘，乾隆渐少临幸。此妃善妒，心有不甘，听闻刘裕铎有秘方善治此症，并能养肤焕容，差人密请刘裕铎，求治。刘御医经诊，告之可治，娴妃故转忧为喜。

刘御医断娴妃乃心火过旺，以致脾胃湿热、肝气郁结。拟方：

黄芩3钱、黄连1钱、黄柏3钱、枇杷叶3钱、炒牛蒡子3钱、薄荷3钱、丹参5钱、三七1钱、香附3钱、甘草3钱，又加适量当归、知母、茯苓。

用药同时，私下嘱咐宫女、太监，多用各种方法使娴妃开怀。并启奏乾隆：此妃恐有内虑，药所不达，还需解其心结。乾隆意会，此后勤去娴妃处走动。月余，娴妃皮肤光滑如初。乾隆大悦，特赐双桃玄机壶，于刘氏家中珍藏至今。这把双桃玄机壶，是个"绝活"，没盖儿，壶底下有一洞，水注进去，翻转放，竟一滴水不出……

公元1765年，乾隆纳一汉女为妃，已登后位的娴妃，一怒之下自断长发。乾隆盛怒，将其打入冷宫。翌年，一代美人抑郁而亡。

时过境迁，仍有年轻男女为痘所扰，痘痕满面，遮盖不得，甚至有人因此走上抑郁之途……

长痘的岁月，请为身体开扇"窗"

李强，北京农村商业银行一名普通职员，工作在690个营业网点中不起眼的一个里，快奔三了，还没有一个能稳定下来谈婚论嫁的女友。

他用手比划着长满青春痘的脸颊、额头，那上边是凹凸起伏的"月球脸"，新长出的痘，微微发红，有的化脓了；间隙的皮肤有深深浅浅的褐色瘢痕，整张脸就像被压伤了一样晦暗，瘀伤，出油又多，泛着腻光。

据他回忆："小学毕业就开始长痘，哗一下起得特别快，一两天就起好多，变季的时候就开始难受。最严重的一次，脑袋、后背全是痘，比现在还严重，流脓结痂，一手摸过去，恶心得不得了。到了夏天，痘里面的脓水流出来，还会粘在衣服上，都不敢去学校，怎么见人啊。小学时，篮球打得好，还有一堆人追，后来一脸痘，把人都吓跑了。同桌的是个女生，还给我起了个外号，'红荔枝'。"

"太久了，十几年了，人家差不多大学毕业的时候，青春痘基本上就没了，我这脸一直没有消停过，实在不正常，才去看医生。我身体一直挺好的，没什么毛病，就小时候得过结膜炎，这痘不是跟那病有关系吧？别的我都想不出是为什么了。"

他从小就特爱吃。他妈妈单位常发优惠券，那时候还没有肯德基，是派派乐。油炸的食品经常吃，还爱喝饮料。吃到最后直发烧，都不觉得是问题，这些助湿化热的食品，是披着羊皮的狼，被李强忽视了。

"我爸妈特想让我结婚，还听一些朋友说结婚安定，身体一些小毛病自然就没了，我也急，这满脸的痘总得消停会儿吧。我怕西药有什么副作用了，听人家说中药副作用小，我去年就找了一个中医专家看，挂一次号要300块，贵啊！吃了也没什么反应……"李强摇头，一副往事不堪回首的表情。

1. 青春痘最愿意长在谁的脸上

| 现实问题 |

"青春痘"之所以有这样一个名字，曾经是因为它与青春有关。"恰同学少年，风华正茂"，长几颗痘子也无伤大雅，往往十七八岁开始长，到二十岁左右也消失得差不多了。

但是，现在的青春痘似乎从本质上改变了，它不再是青春的特权，甚至有三十几岁的人，也加入了青春痘的行列；它也不再是清清爽爽地散开，再利利落落地消失。在公汽、地铁上，常能见到暗红色，冒着油光的痘子，成片地贴在男孩、女孩的脸上，相信这其中的很多人，都想问：我青春痘长了好几年，什么时候才能下去？但是，在解决这个问题之前，还有一个问题非常重要，什么样的人更容易长青春痘？

| 刘辉解答 |

其实我们每个人都可以回想一下，你有没有长过青春痘？或者在你的同学、同事当中，什么样的人长，什么样的人不长？是不是身体比较瘦弱，面色偏黄，看上去就很羸弱的人才不长？

早在《内经》之中，就已经对青春痘做了很详细的描述。书中说："劳汗当风，寒薄为皶，郁乃痤。"这句话里提到两种皮肤问题。皶，就是粉刺黑头；痤，就是普遍认为的长在皮里肉外，不冒头，光留下痕迹的青春痘。

唐朝的王冰对这句话做了这样的注解，大意是：大量出汗的时候，毛孔大开，遭遇寒凉起风，寒气就钻在皮肤的腠理中住了下来，这些贸然闯进来的不速之客，影响了皮肤对外代谢的功能，将多余的物质积聚在毛孔里，慢慢就形成了粉刺，时间一长，又出现了黑头。

所以，长粉刺的时候，千万不要以为挤掉就可以了，它是一个预警，说明毛囊的开启已经不灵光了，皮肤代谢得不好，下一步，很可能就发展成"痤"，相当于青春痘的学名"痤疮"，就是那种颜色很红，感觉血脉贲张的大"痘"。

出现这种情况，王冰说"此皆阳气内郁所为"。所谓阳气内郁，其实就是说体内有多余的湿热邪气，导致阳气不能得到很好的升发。这种情况我们可以打个比方：皮肤上的毛孔，就好比身体散风、散湿的无数扇窗子。阳气是需要升发的，就好比一间屋子，必须要经常地开窗透气，人才感觉舒适，不会憋闷。

皮肤长痘，就相当于窗子被关上了，窗户缝都被用胶带封得死死的，升发的阳气试图将湿热赶出体外，却找不到出路，湿热之气只好憋在皮肤的毛孔和腠理之间，憋急了，就从哪个地方鼓个包，冒个痘出来。

因此阳气旺盛的年轻人，尤其是男孩子更容易长痘，而体质羸弱的人很少长；阳气大量升发的春夏季节更容易长痘；秋冬季，当阳气一点点回归地下的时候，痘子也安分了，不呈现出一种拼命想往外冒的态势……

现代的流行饮食对年轻人的湿热体质推波助澜。我看过的一个年轻人，他小时候经常吃油炸的食品，喝可乐，有一次甚至吃到发烧的程度。平时身体还不好，经常感冒、发烧。青春期时，他迷上玩电脑游戏，脸上的青春痘开始层出不穷，到现在快三十岁了，满脸都长满密密麻麻、跟小米粒那么大的疙瘩，特别重，出门时自己都觉得害怕、紧张。来治疗了两三个月后，好转很多，痘没了，不再发了，也就是留下一些痕迹，还在调理巩固中。

青春痘主要得用对药，虽然痘痘本身体现出来的症状就是热，烧灼感，像烧火，但热也有真假之分，有真热，也有虚阳外浮！

中医还有个道理："胖人得痈，瘦人得疽"，胖人气血壅盛，长的疮就是红肿热痛，个儿大，是阳盛的表现，有正气、有力量，才能把这个东西拱出来，长在表面。瘦人气血薄弱，长的疮就是平头小个的，流脓水，发黑，不容易好，因为他没有那么多的力量，拱不出来，是阳虚的表现。

你看老头老太太，干干瘦瘦的，如果得了皮肤病，那就得用一些补药，达到一个扶正祛邪的效果，正气被扶起来了，自动就把邪气给驱逐出来了。可有的医生呢，一看疮口感染了，或者化脓了，长东西了，就用抗生素，寒凉的东西一上来，必然泻火伤阳，体内热量本来就不够，越排就越不行了。

沿着这个思路，到了 30 岁左右，按常理说，人体的阳气在达到生命中的一个高峰之后，开始走下坡路，这个时候再长痘，就要考虑身体内湿邪过重的因素。因此这个年龄段，很多人的痘子集中在口鼻周围，按照中医理论来说，是脾胃有多余的湿热，对于女性来说，往往伴有一些妇科疾病。

我在临床上，治疗痤疮最常用的方子就是附子理中汤，效果很好，有很多经年累月的痘子都得到了治愈。所谓理中，其实理的就是中焦的脾，用附子的阳气，去振奋脾的阳气，帮助运化体内多余的湿热。这样一来，既能够助阳气蓬勃的年轻人一臂之力，帮助快

揭开皮肤 ∴病∴ 的真相

速排出湿气，从而不"需要"再长痘子，又能振奋过了青春期还在长痘人的阳气。

传统的附子理中汤，组方为：人参、白术、干姜（炮）、附子（炮去皮脐），各2钱；炙甘草，1钱。当然，对不同情况的病人，需要在剂量上有所加减。在此基础上，我经常会加入善能散寒止痛、助阳止泻的吴茱萸。

附子理中汤也有中成药，叫附子理中丸。我曾看到有些民间中医，建议现在的年轻人，尤其是早上起来生痰，一到下雨天就觉得浑身不自在，总是感觉萎靡不开朗，或者走几步就感到累的人，都适当地吃一些附子理中丸，原因是现在人普遍的脾胃虚寒。引起这种现象的原因，饮食不节是一方面，另一方面就是中医说的"思虑伤脾"，也就是压力和烦恼比较多。

这种说法，我认为还是比较有道理的，附子理中丸，善能化解脾胃的湿瘀，吃上几天，胃口不好的人，会恢复饥饿感，吃过东西之后消化得也快，人也慢慢变得精力充沛一些，上楼不太喘了。还有一些人会发现排气多了，不要觉得尴尬，所谓"热胀冷缩"，这种排气，是药中的阳热化解身体里的湿寒成为了气体，排出体外。

现在临床这么多个疑难杂症，主要的问题还在于阴阳失调。那么是阴虚的人多，还是阳虚的人多呢？我觉得都有。十人九瘀，瘀久必化热。除了扶阳的思路，还有祖上传统方子的使用。所以在治疗方面，不管是毛囊炎、湿疹，我们都有破瘀、开瘀的考虑。很多人说，经过了我的治疗，不仅皮肤病好转，自己还感觉快乐了许多，心情越来越好了，其实就是破瘀、开瘀起了作用。

另外，传统的温经汤、四逆汤，也是我经常用到的方子。针对长痘子并且伴有妇科病的人非常有效，不但能帮助她解决皮肤问题，更能很好地调整身体，对她的妇科疾病起到治疗作用。

温经汤《金匮要略》原方：

吴茱萸 9g、当归 6g、芍药 6g、川芎 6g、人参 6g、桂枝 6g、阿胶 6g、牡丹皮（去心）6g、生姜 6g、甘草 6g、半夏 6g、麦冬（去心）9g。

四逆汤《伤寒论》原方：

炙甘草 6g、干姜 5g、附子一枚（生用破八片）。

2. 滥用药膏，小心"毁容"

|现实问题|

青春期长"痘"，是阳气充裕，有力量将体内的垃圾，通过长痘的方式排解出来；而过了青春期还长痘，则是因为阳气不足，湿热导致。因此，青春期的"痘"只要不太过分，我们无需担心，只需因势利导。而其他年龄段的痘子，也都有可治之法。听起来，真的不是很难治的病。

可是现实中，很多人受不了镜子里自己那张长满胡子般模糊的脸，更受不了路人异样的眼光。一些严重的青春痘，甚至还会影响就业和婚姻。

曾经有一名 19 岁的男学生，受到脸上青春痘的困扰，在家中留了一封遗书之后上吊自杀，遗书内容大部分是青春痘带给他的困扰，他说："我始终避免照镜子，避免在人群中出现，一直祈求哪一天我接近毁容的面貌能够早日复原，只是我真的等不下去了。"

本来是一个小病，竟然演变成了社会问题，是否人们对青春痘的认识还有很多盲区？

这是肯定的，而且最需要的是提醒长痘的人，或者长痘孩子的家长，一定不能随便用化妆品或药膏来擦，这是非常危险的行为。如果里面含有激素，很可能痘子没有治好，倒让汗毛加重、甚至出现满月脸等其他副作用。青春痘不毁容，乱用药物才有可能毁容。

可以说，青春痘这种东西就像感冒一样，是我们每个人，这一生或多或少都会出现的皮肤问题。但是，小感冒也能够引发肺炎，这样看来，任何一种小病又不是小病。

临床这些年，我有一个深刻的体会，很多皮肤病影响最大的，不是身体本身，而是它所带来的"副作用"，这足以摧毁一个人的意志。

比方说三百多年前的娴妃，是历史上的著名人物，前几年热播的《还珠格格》，最后剪掉头发的那位皇后，可能就是以娴妃为原型的。

娴妃之所以出名，除了她曾是乾隆最宠爱的妃子，还因为她"善妒"。当年我祖上刘裕铎去给娴妃治脸上的痘，说她是"心火过旺"，其实就是被妒之意点燃的心火，皇上再宠娴妃，也不可能冷落别的女人。因此，在开药方的同时，我祖上还特意吩咐仆人多逗娴妃开心，并且暗示皇上多去看望她。

史料中对这段历史的记载，尽管只是只言片语，但是可以想像，一位宠冠六宫的贵妃，一旦失去了完美的容颜，随之而来的就是失宠和失势。因此过去宫里的女人每天主要就做两件事：第一，好好打扮、保养；第二，费尽心机引起皇上注意，或者陷害别的妃子。长期处于这样一个环境，加上女人天性心思婉转，敏感、脆弱，到后来，不管是得了宠幸，还是一辈子都没见着皇上的人，都有些抑郁的倾向。

这些是 300 年前，宫中女人们的压力。时过境迁，可以说，皇宫的小规模竞争，如今被复制到了社会的大背景中，不管男女老少，都非常注意自己的容貌，好的容貌似乎也成为能在社会中立足，并且增加机遇的本钱。

找我看病的人，有很多是大学生，或者已经工作的成年人，严重的青春痘让他们变得非常没有自信，男孩子在同学或同事聚会中，永远是话最少的，经常在角落里坐着，面对自己喜欢的女孩子，也不敢表白；女孩子在剪头发的时候，会着重提醒理发师，头发别太短，为了能遮住脸上像发炎一样的痘子，结果因为不透气，痘子越发严重了。确实，有很多长痘的人，因为容貌，失去了很好的工作机遇和姻缘。

更年轻的孩子面对一脸痘的时候，更是无所适从，奥克兰大学的一位教授，对 9570 名中学生进行调查，结果发现：长青春痘的学生中，34% 曾有过自杀念头；13% 尝试过自杀；还有 24% 患抑郁症，9% 常感到焦虑。这些数字触目惊心，青春期的孩子们，处于寻求自我价值和自我意识的敏感阶段，也提醒家长在孩子开始长青春痘的时候，多注意观察他的心理变化。

其实青春痘并非不可治，痘痕也并非不能减轻甚至消失，关键是要用对方法。有人说勤快洗脸能减少油脂，其实搓洗过度，会擦伤毛囊，诱发感染；网上流传的"性生活能平衡内分泌，有助于治疗青春痘"的说法就更荒诞，对青少年是很大的误导。因为太早的性生活，没有节制的话，直接就会伤害未成年男孩的阳气，埋下成年后的疾病隐患。

我们留心观察身边的人，有的人痘子又红又肿，脸上泛油；有的人晦暗发紫，皮肤很干，痘子边缘会有干燥的脱皮现象；有的人只在固定的阶段，甚至固定的位置冒出来几颗……

这说明什么？不同的人，长的青春痘也不一样，而决定因素，就是他的体质类型。那么在治疗上，调整体质就可以了，体质一改变，相当于没有了生长青春痘的土壤，不需要用头发和美白产品盖上厚厚的一层，让痘子越来越严重。

对于那些痘子并不特别严重，看上去还没有影响容貌的人，平时可以用一些小的方法来调整，尤其夏天，是调整体质的最佳时机：

（1）运动。以半小时以上为宜，不需要太剧烈，建议做瑜伽或其他有氧运动，夏天运动，更有助于排汗，也是清理体内多余湿热的简单方法。

（2）饮食清淡。很少人能做到长年吃素，但是，如果想要痘子消失，每周至少保持 5 天素食，如果吃肉，尽量吃清水蒸煮的肉类。

（3）不用遮盖品，不画彩妆。夏天怕晒，必须出门的时候，可以用一些乳液，擦一层比较清爽的防晒霜，除此之外，一定不要用粉底或彩妆。如果不出门，建议只擦不含酒精的保湿水就可以。这些方法，都能尽可能地保持毛孔的通畅。

（4）推肝经。肝主情志，压力过大，为琐事烦恼，一方面伤了脾脏，另一方面也会造成肝经的湿热。更何况长痘痘也确实是一件很闹心的事儿，用推肝经的方法来清理湿热，疏理肝气的同时，保持好的心情就非常重要。

肝经非常好找，随便拿手往大腿内侧胫骨面一按，感觉很痛，胫骨上的痛点连成的线，就是肝经循行的位置。任何时候，都可以用大拇指，从大腿根部向膝盖处稍用力推行，很疼，但是疼过就很舒服，情绪也会奇妙地好转。

这四种方法看似简单，如果能坚持一到两年，尤其是夏天的时候坚持这样去做，很多类型的青春痘就不会再犯了，对治疗妇科疾病也大有益处，尤其是坚持推肝经，人一开朗，皮肤也会变得有光泽。

而长痘特别严重的人，可以在医生的指导下，尝试使用附子理中汤，或者直接找医生辨证治疗。

3. 芦荟消炎，当心皮肤留痘痕

| 现实问题 |

很多父母发现孩子都愿意在冬天吃凉的，尤其开着窗户吃冰激凌，觉得无法理解。

中医认为：一个人如果贪食寒凉，一定是因为里面有热不得排解。而男孩、女孩们贪凉，是否也是如此呢？很多中医人都有一个感慨：现在的孩子越长越高，越长越壮，但是看他的脉象，却是脾虚阴寒的更多。许多孩子和家长，一方面为青春痘感到困扰甚至痛苦，一方面深怕孩子营养不良而继续进补。此时，孩子稚嫩的身体只好积累不能消化的"溺爱"，于是，内热有了，凉气来了，阳气弱了，身体伤了……

而了解孩子的体质是否最为重要呢？

揭开皮肤﹁病﹂的真相

单说青春痘这种物质，表现出一种"愤发"的态势，严重的还会化脓，看上去是实证。然而，追究起它出现的根由，其实是内虚外实。

应该说过去的青春痘没有现在这么多发和流行，发作的时间也没有这么长。《诸病源候论》中，谈到头面诸疮时，提出了"内热外虚，为风湿所乘，则生疮"的说法。内热前面说到很多，而外虚，主要是在说肺气的不足。中医认为肺主皮毛，肺气不足了，皮肤的开合就要受到影响，就容易让外界的风湿之邪得机会钻到身体里捣乱。

但是肺脏的能量是谁给它的？可以说是脾。虽然肺主气，其实靠的是脾生气。因此很多肺病，也需要从脾治疗。脾虚，必然肺气也要不足，肺气不足，就不能将阳气很好的收回肾脏，肾阳也会不足。

吃太多寒凉的食物，不注意保暖和睡眠，本身就是对阳气的损害。尽管现在物质丰富，孩子们表面看上去都发育得很好，但是如果我们做一个调查，现在脾肾之气充足的孩子又有多少呢？前段时间有新闻说深圳的一处楼盘没住几年，已经下沉了大约 4cm，脾肾之气不足，就相当于一栋大楼根基不稳。尽管建得很高，看上去很宏伟，日后慢慢会出现问题……

所以我说青春痘的实，只是表面的，清湿热的同时还得培养正气。我的病人在服药之后，最明显的表现就是睡眠时间增加，质量提高。从现代医学的角度来说，是帮助他提升了免疫力，其实在中医来说，就是在保护和蓄积正气。而且夜里的 10 点到凌晨 2 点，是中医所说胆、肝、肺经循行的时辰，同时也是皮肤自我修复的最佳时间。不管有没有皮肤病，保证充足的睡眠皮肤都会变得更好。

另外说到寒凉伤阳的问题，饮食是一方面，还有另一个错误的认知，就是得了青春痘之后，一味地消炎。如果将青春痘理解成身体的一种"排毒"方式，体内的正气，将湿热之邪清出体外，一旦用上消炎药，就相当于对正气进行打压。

有时候消炎药确实起到了作用，痘子看起来缩小了，不油腻了，但另外一些时候，痘却缩小成微凸的黑色印子。这种治疗方法，就像用抗生素治疗感冒一样，把症状压回去了，实际上是"闭门留客"。那些变成黑色、看上去没有生命力的皮肤，处于一种收缩的状态，越是这样的痘痕，越是难治。

还有一点需要提醒有"痘"一族，近些年来，添加芦荟成分的护肤用品日益增多，芦荟同样是一味能够消炎解毒的中药，当化妆品中出现了芦荟的身影，很多"长痘"一族都来捧场，往往会多用、误用。

芦荟是寒凉之品，有的人，恰好是湿热体质造成的"痘"，用了以后，痘痘很快消了。但不少人用过之后会有痘印，而且发黑，褪不掉，这些人就是因为用了寒凉的产品，伤了阳气。在这种情况下，倘若继续使用，皮肤只会越来越差。

4. 中年长痘警惕毛囊炎

| 现实问题 |

中年人长青春痘，有人笑说是"第二春"，难道真是重返青春的

表现吗？抑或身体内部出了问题？或者说，像青少年一样，我们面部成了体内状况的"报警台"，皮肤病给你亮的"黄牌"？中医"窥一斑见全豹"，那么，人到中年，"痘痘"到底出来要提醒你什么？

　　有位近40岁的女性朋友，一年多以前脸上开始长痘子，她一直以为自己是青春痘，不太在意，还跟朋友开玩笑，说自己"第二春"到了。可是没过多久，她发现痘痘没有平息的迹象，反而还扩张地盘，长进了头发里，连碰触都会疼痛，有时候还会在枕头上发现脓血。她以为是自己经常熬夜，洗头发不太勤的原因，以后就每天洗头，痘子却越长越凶。去医院检查，医生告诉她：你这不是青春痘，而是毛囊炎，不及时治疗有可能会出现脱发的危险。

　　青春痘与毛囊炎有何不同？什么样的人易得毛囊炎？

| 刘辉解答 |

　　其实中年人的"痘"，绝大多数是毛囊炎！

　　很多四五十岁的男女，脸上也长粉刺和青春痘。男性还好一些，也不是太在意，女士就比较受不了，用了很多高档化妆品，却发现情况越来越糟。而且这也是很容易误诊的一种皮肤疾病，往往到医院检查的时候，医生告诉他得的是"痤疮"，也就是青春痘，结果耽误了治疗。

　　尽管在中医里，青春痘和毛囊炎属于同一范畴，但是毛囊炎应该说是更为残酷的一种疾病。不但会有疼痛，严重的时候会形成脓包，脓包破溃，留下瘢痕，这块地方就毛发不生了，在医学上有个名词叫"瘢痕性脱发"。最严重的情况，会诱发败血症。因此，及早发现和治疗非常重要。

　　其实青春痘与毛囊炎的鉴别方法很简单：青春痘大多长在脸上，

而毛囊炎不只长在脸上，还长在前胸、后背，甚至很密集地生长在头发里面。

一般来说，毛囊炎的发生和个人体质、卫生习惯都有关系。

现代医学认为在皮脂腺分泌比较旺盛的阶段，比如青春期、女性月经前和炎热的夏天，毛囊炎比较多发；另外，亚健康人群也容易得毛囊炎，经常熬夜工作，忙起来几天都忘记洗头发，在洗头或去理发时，偶然发现自己的头发里长出了一两个小疱，有时候还会有轻微出血，这时候就要考虑及早做预防了。

另外，长时间戴安全帽的人，到了夏天，头皮长时间闷在安全帽里，加上安全帽的内垫不经常换洗，容易引发毛囊炎；或者长头发、喜欢绑"马尾"的女生，"马尾"扎得太紧，一方面头皮不透气了，另一方面形成的拉力，总在牵扯毛囊，也容易引发毛囊炎。

5. 少数"痘子"是黄牌警告

| 现实问题 |

从中医的角度来说，不管外界的原因如何，在身体里，一定有一个内在的因素与之相应，才会生成一种疾病。那么毛囊炎产生的基础是什么？

| 刘辉解答 |

从我的临床治疗来看，产生毛囊炎的主因也是湿热。胖人比瘦人更多发，尤其是40岁左右，大腹便便，脸上和头上都爱出油的人。

一般来说，得毛囊炎的男性，往往伴有阴囊潮湿、前列腺炎或

揭开皮肤 :病: 的真相

者阳痿早泄等问题；而女性则易发炎症，白带色黄，常常感觉到黏腻不爽。另外一点，就是口腔有异味。把这些情况综合起来，就可以判断体内是多湿多热的状况，得毛囊炎的几率也更大。

我曾经治疗过一个三十多岁的小伙子，毛囊炎长得比较严实，面部、头部，整个前胸、后背都是密密麻麻的痘子，轻轻一碰就会冒出脓水。身体都被痘子占领了，连头发都没地方长，稀稀疏疏的几根。

这个病人来的时候是冬天，一进诊室，拿掉帽子，满屋子都是味儿。他就是一个典型的湿热体质之人，很胖，一到夏天整个脸部、头顶都泛油光。我跟他聊天的时候，发现他还很爱喝酒。喜欢喝酒的人，一定要注意两点：一是适量，二是喝热白酒，最好不喝啤酒。

尽管古代的诗人、现代的作家没有几个不好喝酒的，但是酒最能生湿，更何况现在的白酒工艺，很少真正纯粮酿造，多少都掺了酒精。如果本身再喜欢吃大鱼大肉和辛辣食物，又喜欢熬夜，这就具备了一个形成湿热体质的基础；如果再喜欢喝凉白酒、凉啤酒，就是湿上加湿。这些湿热没地方出去，就会争先恐后地"挤"在毛孔里，各种痘子就都长出来了。但是热过的白酒不一样，适当饮用能起到活血散瘀的作用。

这个病人我给他治了七八个月，痊愈了。

不管治疗青春痘还是毛囊炎，健脾祛湿都很关键。早期出现了少数的毛囊炎，要看作是身体湿热的"黄牌警告"，如果及时进行食物和药物的调整，完全可以避免长成一大片。如何调整？比方说，常吃加入薏米和山药的粥或汤。在煮饭或煲汤的时候放一些薏米，或者用薏米和淮山药煮粥，粥里适当加入砂仁，可以起到健脾祛湿的作用，具体作法：用砂仁5g，薏米30g，淮山30g，大米100g煲粥。

还有一个淮山薏米莲子粥，淮山药、薏米各 30g，莲子肉 15g，大枣 10 枚，小米 60g，薏米、小米淘净后下锅，煮开之后，放入莲子肉和大枣，有人喜欢喝甜粥，但我不太建议加糖，糖本身有"蓄水"的作用，吃多了，本来是想祛湿，结果反而把湿留在了身体里。

附：青春痘食疗方案

① **雪梨芹菜汁**：芹菜 100g，西红柿 1 个，雪梨 150g，柠檬半个。洗净后同放入果汁机中搅汁，饮用，每日 1 次。

功效：清热，润肤。适用于痤疮的辅助治疗。

② **红萝卜芹菜汁**：红萝卜 1 个，芹菜 150g，洋葱 1 个，洗净后放入搅汁机中搅汁，饮用，每日 1 次。

功效：清热解毒，祛火。适用于痤疮的辅助治疗。

③ **枇杷叶膏**：将鲜枇杷叶（洗净去毛）1000g，加水 8000ml，煎煮 3 小时后过滤渣，再浓缩成膏，兑入蜂蜜适量混匀，贮存备用。每次 10g~15g，每日 2 次。

功效：清解肺热，化痰止咳。适用于痤疮、酒糟鼻等。

④ **海带绿豆汤**：海带、绿豆各 15g，甜杏仁 9g，玫瑰花 6g，红糖适量。将玫瑰花用布包好，与各药同煮后，去玫瑰花，加红糖食用。每日 1 剂，连用 30 日。

功效：适用于防治痤疮。

⑤ **醋姜木瓜**：陈醋 100ml，木瓜 60g，生姜 9g。将 3 味共放入砂锅中煎煮，待醋煮干时，取出木瓜、生姜食之。每日 1 剂，早晚

2 次吃完。连用 7 日。

功效：化痰、祛湿，适用于痤疮的辅助治疗。

⑥ **枸杞消炎粥**：枸杞子 30g，白鸽肉、粳米各 100g，细盐、味精、香油各适量。洗净白鸽肉，剁成肉泥。洗净枸杞子和粳米，放入沙锅中，加鸽肉泥及适量水，文火煨粥，粥成时加入细盐、味精、香油，拌匀。每日 1 剂，分 2 次食用，5 剂 ~8 剂为 1 个疗程。

功效：托毒排邪、养阴润肤、消痈退肿。适用于皮肤有感染、脸生粉刺者。

⑦ **果菜绿豆饮**：取小白菜、芹菜、苦瓜、柿椒、柠檬、苹果、绿豆各适量。先将绿豆煮 30 分钟，滤其汁；将小白菜、芹菜、苦瓜、柿椒、苹果分别洗净切段或块，搅汁，调入绿豆汁，滴入柠檬汁，加蜂蜜调味饮用。每日 1 ~2 次。

功效：清热解毒，防治粉刺。

⑧ **绿豆薏苡仁防痤汤**：将绿豆、薏苡仁各 25g，山楂 10g，洗净，加水 500g，泡 30 分钟后煮开，滚几分钟后即停火，不要揭盖，焖 15 分钟即可，当茶饮。每日 3 ~5 次。

功效：适用于油性皮肤，预防粉刺和青春痘。

　　清有名画师冷枚，人赞"工丹青，妙，妙设色"，尤以仕女图名冠当朝，更奉旨为圆明园作画多年。

　　冷枚与刘御医均乃山东人士，交情颇深。此风流人物，曾患一疾名曰"风流眼"，双眼见风流泪，病重时，泪眼朦胧。时值冷枚奉圣旨，欲往雍和宫绘佛图，无奈眼疾过重，无法作画，急往刘府求助。

　　刘御医之妻，乃回族女子，五官深刻，身段妖娆，与刘御医之姻缘尚有一段佳话暂且不提。

　　话说冷枚之"风流眼"，见刘御医之妻如此貌美，画性大发，瞪目定神，欲记下此女之轮廓，回府后，速研丹青，跃然于画纸，再细加琢磨。顾盼之间，"风流眼"竟泪止目明。

　　冷枚惊奇，问刘御医，何以如此？刘裕铎见状笑而不语，闭门诊脉，断为风热上攻，治宜清热、消肿、散结，开方：

　　一、羌活2钱、薄荷2钱、防风2钱、牛蒡子3钱、银花10钱、连翘10钱、山栀子3钱、莲子芯2钱、当归3钱、赤芍3钱、川芎3钱、甘草2钱。水煎，每日一剂，分两次服。

　　二、新鲜紫花地丁、马齿苋和匀捣烂，用以外敷。

　　另有医嘱，一再叮咛：紫花地丁和马齿苋须亲自采摘，亲手捣烂，且要每天一换，天天现采。冷枚难忍眼疾之苦，谨遵医嘱。不足月余，眼疾果然痊愈，赠亲笔字画以为重谢。

　　好医三分药，另有七分需自省。眼睛乃活动之物，又如门轴，需常转动。冷枚之病，风热上攻是果，绘画时，眼神常常执着于纸面，此乃病因。古有见钱眼开，非见"钱"眼开，而是心之所系，心乃君主，调动全身上下。

刘御医严令冷枚自采、自捣草药，岂非调心之方？采药之时，目之所尽，处处鸟语花香，视力清明，神亦安详；捣药之时，细磨慢碾，和尚之敲鱼诵经，亦不过如此，捣药之工，实修心之工。

观当今世人，草药生于千里之外，熬药亦托他人之手。药力三分或有，七分自力全无。病是修行，修行全在个人。

荨麻疹，游走于皮肤间的湿热之殇

立刚的荨麻疹得了有十年了，第一次起疹子的时候是五岁，他才上幼儿园大班。那年重阳节祭祖，正好是周末，立刚随着大人们登高辞青。

南方的秋天也是早晚凉，中午热，人们都在身边备着衣服，随时加减。祖坟所在的山大多在城外，一年里，人们集中在清明节和重阳节来祭拜祖宗。这个时节，山野里铺陈着燥烈的阳光，小路被野草葛藤层叠围拢，成熟的浆果挂满枝头，苍耳子像跳蚤一样粘到人们的头发里、袖子上、裤腿边。孩子们奔跑、钻越，玩得热起来，衣服解下来，趁着山风好乘凉，山泉清冽，洗脸、洗脚凉快极了。一边的大人们则忙着准备三牲、烧纸钱、点鞭炮。

立刚跟着堂屋里几个稍大点的哥姐嬉闹，丢苍耳子玩，寻找黑浆果子吃，折枯树枝仗剑，汗出了干，干了又出，妈妈带了条毛巾，给他塞进衣服里，吸完汗再抽掉。一天下来，立刚的小脸被山野的尘土抹得乱花。

当晚回到家，八九点，立刚就发起烧来，以前也有过这样的时候，玩得太累了，回家就发烧。不同的是这次出了一身疹子，一团团鲜红色的，像秋蚊子叮起的大疱，痒得直挠，又困，又说肚子疼，眼皮和嘴唇都肿起来，把爸妈吓一跳，赶紧带他上医院看急诊。医生说是急性荨麻疹，输上液，过了两三个小时疹子慢慢消了，立刚也沉沉睡去。皮肤好好的，像什么事都没发生过。医生说这急性荨麻疹是过敏引起的，可能是立刚在山上碰到了什么过敏的东西，比如说树汁、花粉，病好了别再接触应该就没事了。立刚爸妈才放下心来。

立刚小学二年级那年秋天，小姨一家从海口回来，带了新鲜的海产，邀了一大家子聚餐，立刚迷上了醉红色的螃蟹，大钳子多威风，剔蟹肉、剜蟹黄还有专门的小工具，又好吃又好玩。立刚吃了很多虾蟹，没想到晚上回家又起疹子了，痒、发烧、肚子疼、吐泻，和第一次一样，时间上隔了有两年。爸妈观察了几次，总结出一个规律，不能让立刚吃海鲜，一吃立马出荨麻疹。立刚小学就开始忌口海鲜。

二姨丈说起他小时候也反复起这样的风疹，后来是洗草药洗好的，辗转着联系老家把秘方讨来给了立刚爸妈，第一次洗，疹子消得快，但还会再犯，去不了根。去医院输液，好得快的门诊用的都是激素，也去不了根，听说激素副作用大，立刚爸妈不敢再送儿子去输液。后来就四处打听土方，听人说用鲜丝瓜叶搓擦能治荨麻疹、在肚脐上拔火罐能治荨麻疹、食醋混合白酒能治、鲜姜汁擦抹能治、韭菜汁擦抹能治、香菜根能治……什么都试了，可什么也都治不好。

小立刚很瘦，一犯病就打蔫，不像别的孩子有精神。爸妈在家里备着一箱牛奶，让他每天喝一盒。立刚平时吃饭吃不多，喝牛奶、吃肉菜倒是很欢喜，只是总也不长肉。本来，只要不去荒郊野外，不吃海鲜就没事，渐渐地，立刚上了初中，一遇大考，心情不好，疹子也会起来，好像是一种逃避的意图，以疾病的方式爆发出来，爸妈都留意着不去苛责他，怕犯病。

听说医院里进了脱敏的新仪器，爸爸妈妈也带立刚去查了，过敏原查出有二十多种，鱼、虾、蟹、鸡蛋、牛羊肉、奶制品、菠萝、蘑菇、蚕豆、大蒜、草莓、番茄、汽水、雪糕、糕点、巧克力、花粉、猫毛……长长一串单子，医生说感冒、胃肠炎、过度紧张和失眠都会诱发荨麻疹。立刚一直喝牛奶，原来是会加重病情的，从此改成豆浆，可是感冒、食品添加剂、紧张，这些东西、这些事情怎么能避得开呢？况且，这回查出这么多，没查的，没见过的东西还不知有多少厉害的。

这病，当真只是山野里来的吗？

1. "鬼风疙瘩"，是正气与风邪搏斗

"鬼风"，隐喻不明来路的风邪。

之前说到一位不堪忍受湿疹之痒，要将身体捐献给科研机构的女病人；网上又有一位男网友，说：给我一笔钱，赡养我的老婆孩子，我愿捐出身体给医学界当实验品，可以随意解剖我，研究"胆碱能性荨麻疹"。

很多人称荨麻疹为"鬼风疙瘩"，按照老一辈的经验，以及曾经得过荨麻疹人的体会，往往汗后吹风，容易起疹子。

在张仲景的《金匮要略》中，对风疹有这样的记载："风气相搏，风强则为瘾疹，身体为痒，痒为泄风……"。从某种角度来说，跟普通人理解的"外风"又不一样，强调的是身体的正气与风邪在"搏斗"，痒，可以理解为当正气强盛时，风邪于皮肤腠理间仓皇逃窜，表现在皮肤之上，就是"鬼风疙瘩"。也就是说，着了风寒，只是外因，真正的原因，是有"内贼"。

那么，什么体质的人，更容易"内贼通外鬼"，引起荨麻疹呢？

老百姓叫荨麻疹"鬼风疙瘩"，因为风团起起又伏伏，夜里重，白日轻，有点神秘。实际上，鬼风的痕迹是不需要捕捉的，当你的体质不对的时候，什么环境里都会有鬼风！这不是危言耸听。

古人说"物必自腐而后虫生"，体质有问题了，过敏原才会成为过敏原。

有句话叫"树欲静而风不止"，与其去避"鬼风"，也就是现代医学所说的过敏原，不如从自身找原因，先改变体质。

在现代医学的疾病分类中，荨麻疹就像肝炎一样，分出许多类型：人工荨麻疹，就是用指甲轻轻地刮一下皮肤，马上就出现一道微微突起的红道，久久不下去，一般过敏体质的人，也会出现这种现象；压迫性荨麻疹，比如女士的内衣不太合身，穿一天下来，就勒出一道红道，有肿胀的表现，而且有种隐约的疼痛；还有寒性、热性荨麻疹，就是说遇冷或遇热，就起疹子，并且会出现头痛、晕眩等症状；其他还有血管性、心脏性、关节性等十几二十种。

前面说到一个得了"胆碱能性荨麻疹"的朋友，这病尤其普遍，遇冷、遇热，运动过后，情绪激动，都能引发。之所以起这么个名字，是因为现代医学通过观察，发现这一类病人，在遇到极端气候或情绪刺激的时候，身体里一种胆碱能性神经会兴奋，并释放出叫做"乙酰胆碱"的物质，引起过敏反应。

中医认为：风为百病之长。并不是说风有多坏，而是它太过"顽皮"，太过自由。世界上再坚固、紧密的建筑，也阻挡不了风，它几乎无所不在，自然界中有，身体里也有。之所以说风是百病之首，就是因为在它的带动下，寒、湿、暑、热等外邪才有了"翅膀"，被风带着自由地在天地、人体内"翱翔"。

因此，中医讲到风，往往是说风寒、风热、风湿……

像《金匮要略》这样的经典，提出了痒从风来的观点，我相信，他的潜台词，仍然是被风所带动的寒、湿、热，这才是荨麻疹病人痒的根源所在。书里还有一句话，叫做："邪气中经，则身痒而瘾疹"。而《诸病源候论》中也说："人皮肤虚，为风邪所折，则起瘾疹"的说法。

在《医宗金鉴》里，更是详细描述了"鬼风疙瘩"："此症俗名鬼疙瘩，由出汗受风，或露卧乘凉，风邪多中表虚之人，初起皮肤作痒，次发扁疙瘩，形如豆瓣，堆累成片。"可以看出，古人也认为"贪凉"、受风，是发生荨麻疹的重要原因，但是还有一句"风邪多中表虚之人"。也就是说，不是谁受了风，都会发荨麻疹，只有那些身体虚弱之人才容易得。

一位网友给我留言说自己的感想："假如，你现在查到的是对鸡蛋不耐受，只要吃鸡蛋病情肯定加重，那我要反问你，以前吃鸡蛋怎么没事呢，吃了十几年或者几十年都没问题，怎么忽然就有问题了？同样的还有小麦、牛奶、鱼和牛肉等，那为什么没发病以前吃这些东西就没问题？所以，我不赞成病友做过敏原检测，因为即使检测出来也没什么实际的意义。之所以发病，之所以吃了某一样食物引发了急慢性荨麻疹，根本的原因在于自身，在自己的身体里：在这一段时期，你的身体就是对这些物质是不耐受的，对这些食物是不耐受的，你的身体现在是过敏的体质，以前不是，将来治愈了也不是。现在是，有些人吃几天的药就好了，说明他的过敏体质较轻，或者说体质易于改变，但是我吃了几个月的药也没好，反而更加严重，说明我的这一阶段的体质很差，所以，改变自身才是根本。"

我觉得，这段话值得很多皮肤病的患者思考。

我曾经治疗过一个男孩子，也是得了十多年的荨麻疹。查出了二十多种过敏原，基本上没什么能吃的了，而且也还躲着花和猫。

孩子挺听话，以后吃东西、出去玩都很注意，但是疹子又发了。什么情况下发的呢？快高考了，成宿熬夜，心里又紧张，他妈妈眼瞅着孩子痒得特难受，实在没招儿了，就想找中医看看。他的这种状况，也属于胆碱能性荨麻疹。

先治了，能高考了。又治了差不多半年的时间，现在什么事儿都没有了，以前测出来的过敏原都可以吃了，他们家现在还养了一只猫。

所以说，作为皮肤科医生，只看到他现在长了什么东西，他现在的身体是个什么状态，远远不够！开篇提到的那个立刚，我也详细了解了他的初次发病经历，首先要发现蛛丝马迹：为什么亲戚家的孩子也都吹了风，也都在山里玩水儿，偏偏就他得了荨麻疹？那是因为他"表虚"，简单地说，就是腠理，也就是皮肤这层最外面的保护层，不够坚实。中医认为肺主皮毛，并且主气。这种"表虚"，很明显是肺气不足，也可以理解为孩子的免疫机能不够强大。

而且，几乎每个荨麻疹病人，只要治疗得不够彻底，用指甲刮皮肤都会出印子，遇冷、遇热也都会起反应，甚至到了某个阶段，在情绪变化大的时候，都会觉得痒……如果每个皮肤科大夫，在看病的时候，都要一个个套用那十几二十种类型，这一天都不用干别的了。更何况，尽管分了这么多种类型，用药却还是那几种药，反而是病人一听到这么多病名，晕头转向，感觉自己的病好像很复杂、很严重了。

荨麻疹如果发病严重，就医不及时，确实可能产生严重后果。比如说，从皮肤，发展到脏腑，如果长在肺脏里，很可能影响呼吸，有生命危险。就像反复发作的小感冒，长期用感冒药压制症状，却可能成为癌症的导火索。

中医在治病的时候，不会把你是什么类型作为治疗依据，而是针对你的体质进行调整。生这种病的环境没有了，病就好了，以后也不容易复发。按照这个思路，绝大多数的病都可以治好。

目前有很多医家，用《金匮要略》中的"桂枝黄芪汤"治疗荨麻疹，效果非常好。

原方由黄芪 3 两、芍药 3 两、桂枝 3 两、生姜 6 两、大枣 12 枚组成。

这里的"两"，是古代的计量单位，现在人体质与过去不同，加上换算方法也不一样，不同的人，可以适当增加药量。这组方子的服用方法也很巧妙，8 升水煮成 3 升，分 3 次服。晾温时，先喝三分之一，过一会，再喝一碗热稀粥"以助药力"。一般来说，喝完之后会微微出汗，如果没出汗的话，就再喝一些。在古代医家眼里，热粥也是药，它容易消化，能够以最快的速度参与到身体机能中，辅助生姜、桂枝一类升补阳气药物的"战斗"。

这味药，总体来说，以补气血、益阳气为主，能从根本上治疗大多数病人的荨麻疹。

2. 与风"有染"的荨麻疹

| 现实问题 |

曾有中医师给荨麻疹病人开方：用红枫叶煮水、加白糖，喝一碗。然后再用枫叶或者再加一些松叶，泡水洗澡。荨麻疹，是因为多余的水湿在皮肤里面出不来，用能祛风的红叶泡澡，出一身汗，水出来了，荨麻疹就好了。

对很多人来说，这是一种过于简单而且难以想象的方法。但是，

揭开皮肤"病"的真相

既然风能挟带湿寒热，钻进身体，引起皮肤病，它同样能够将病邪带离身体。正是枫叶的祛风，加上热水开启了身体的"门户"，才让风能顺利带走存于体内的多余水湿。因此，与其说是风邪引起了荨麻疹，莫不如说，仍然是体内有多余湿热的人，才最易与风"有染"，导致发病。

| 刘辉解答 |

没有错。很多人都有体会，包括荨麻疹、湿疹甚至白癜风，在发病初期或者首次发病之后，他没有用什么药，也没去看医生，有的人折腾了几年，这个病莫名其妙地就好了，而且再也没犯过。

其实并不是莫名其妙。

我曾经看过一个病人，是个很胖的女孩子。她来找我的时候，是看过敏，她对金属的东西都过敏，戴耳环、项链必须是金、银的，别的戴上没几天，就开始觉得痒，然后出小红点，不戴又自己好了。而且她出现这些情况，一定是在夏天，或者出汗很多的时候，冬天带什么事都没有。

我跟这个女孩聊天，发现她是一个"经历"丰富的人。她从七八岁开始就偶发荨麻疹，家里老人说是受了风，一般喝点热水、用厚被捂，发完汗就好了。但是在她20岁的时候，发了一次空前严重的疹子，风团遍布全身，眼皮和嘴唇也都肿了，耳朵和鼻子里发痒，皮肤暗红。痒得受不了，就用指甲去抓，不解痒就用手拼命地抽自己……这次喝热水、捂被都不管用了，直接去医院输液。

自此，女孩再没起过大片风团，她一直觉得自己好了，但是她发现，吹风，或者冬天外出回家，从寒冷的室外进入温暖的室内时，皮肤上仍然会出现一些小风团，消失得很快，也没太大影响。

没过两三年，这个青春期一颗痘子都没长的女孩，开始疯狂地长青春痘，也是"春长秋收"，照她自己的说法，基本上不敢照镜子，痘印就好像胡子一样，满脸都是。因为不像有些长痘的人那么严重，发脓包，皮肤溃破，所以也没去医院。连着长了三年，唉，痘子自己也好了。

还有一次，她去了两个女孩子租的地下室，太晚了不方便回家，就在那儿住了一宿。结果第二天，身上密密麻麻发出来一片小疹子，看着也不像荨麻疹，结果一检查是湿疹。这也是个很聪明的女孩，上网查了湿疹原因，自己买了点儿 VC 银翘片和藿香正气丸，吃上又好了，再也没发过。

在这个女孩身上，基本上现在年轻人易得的皮肤病，她都经历过了，幸好都发得不重。她一直在思考，为什么自己的"经历"这么丰富？为什么有些病自己就好了呢？

其实道理很简单，她是个将近 160 斤重的女孩子，但看上去一点儿都不强壮，反而精气神都不太足。胖人一定多痰湿，她的阳气不足，还湿热过重，为很多病都准备好了土壤，就在于撒什么样的种子了。一但遇到相应的环境，就相当于撒下一颗"病"的种子，很快就能在这片"土地"上生根发芽。

她来找我看过敏的时候，饮食习惯已经跟之前大有改变，以前喜欢吃辣的、凉的、肉类，现在则清淡很多，而且她喜欢跳舞，经常去健身房做做运动。以前呢，脾气也急，现在面对任何事情都平和得多。

这种改变，基本没有依靠药物，而是经年累月在生活、饮食习惯和情绪上的调整，很见效果，但仍然不够，不然就不会还对金属过敏。

她的过敏反应一般出现在夏天，很显然，夏天毛孔张开，在大量排汗的同时，金属上的一些元素也通过毛孔和汗腺进入身体。一个健康的人，是有能力让身体与外来元素相处的，也就不会对什么东西过敏了，但她的身体里仍然有湿、有热，遇到这些元素，就会产生过敏反应。

我建议她吃一些桂附地黄丸，这一个能够补益肾阳之气的经典方，与《金匮要略》中所载的金匮肾气丸用药相同。事实上，我在谈到皮肤病的时候，一直在强调湿热，有的人会觉得，难道谁得皮肤病都是因为湿热的原因吗？大部分是这样。但要注意的是，即使是湿热，在不同的人身上，也有不同的成因和不同的调理方案。

这个女孩，从脉象上看，先天就肾火不足，后天在饮食上又不注意，大量地吃喝，给脾胃造成过重的负担；喜欢吃冷饮，让本来就不足的阳气被压制得更弱，还导致了皮肤闭合的失常，食物产生的湿热郁结在身体里；又爱吃辣的东西，相当于给湿热火上浇油。我跟她开玩笑，我说你相当于在身体里闭门放火。所谓万事俱备，只欠东风，过敏原不过是诱因，"物必自腐而后虫生"，体质有问题了，过敏原才会成为过敏原。

那么桂附地黄丸，先强壮肾阳之气，阳光一充足，自然要化解一部分湿热。然后冬天多吃萝卜，夏天多吃生姜，这两样东西都有助于帮身体排出浊气，浊气本就是湿化而成，浊气排解的同时，大量的湿热也化解了。同时忌寒凉、油腻的食物，忌空调，注意防风和保暖。像这样再调整个两三年，身体还要更好，而且人也会变苗条。

有人说，那我不胖。胖人是百分之百的多痰、多湿，但并不代表瘦人就全都健康。如果你长了湿疹、荨麻疹、牛皮癣之类的皮肤病，或者皮肤看上去黯淡没有光泽，也不太爱出汗，都不是正常的表现，至少说明你的血液循环不太好，这就已经是很多病的土壤了。

所以不要去找细菌、病毒的过错。你看东北漫山遍野长蘑菇，也不是没有天时地利的，它必须等到夏天特别热，特别潮湿的时候，下雨了，这个菌就发芽了，这和体内的湿热环境是相似的。秋凉了之后，菌还有吗？一个也没有了。

至于儿童荨麻疹的成因，跟前面说到的儿童湿疹是同一个道理，这里也就不再多说了。

3. 荨麻疹是身体机能的自救反应

| 现实问题 |

有一个东北女孩子，十年前在商厦工作，那个时候没有空调，有风扇，就整日对着风扇吹，后来不知不觉中，发现自己爱出荨麻疹，只要穿得少一点就容易着凉，夜晚睡觉也着凉，起床后一看，脸也大了，眼睛肿了，有很多大红边的疙瘩。尤其不能耐受潮湿和闷热。后来她就自己吃息斯敏，犯病就吃，后来吃强力解毒敏，还是不管用，一直不好不坏的，无意中发现离开商场以后竟然好一些。后来好多年没出现荨麻疹，可是去年又上商场了，空调一吹又犯病了，吃了几次治疗脑血栓的桂利嗪片竟然把荨麻疹治好了。桂利嗪是什么药呢？它是用来治疗脑栓塞、脑动脉硬化等疾病的。简单说就是用于治疗末梢血液循环不良引起的各类疾病。

为什么她在商场就犯荨麻疹？什么样的人容易得这个病？原因就

揭开皮肤︽病︾的真相

在她的血液循环，特别是微循环不好。她自述冬天脚特别凉，低血压，非常怕冷。但是诱发她出现这个病症的还是商厦的电"风"扇。

从这个角度来说，能发湿疹、荨麻疹的人，至少证明一点，他身体里的正气相对是足够的，并且敏感，时刻准备着，将影响正常机能的物质排出体外，也就是湿、热、寒、毒等等，只不过采取了皮肤病这样一种表现方式。

| 刘辉解答 |

所以这个荨麻疹还是一种跟风有密切关系的病。中医认为风为百病之首。《黄帝内经》说：风生百病，百病始于风。简单地说，人的毛孔每天一张一合要达到规定的次数。正常人的毛孔一开一合是很正常的，进出很方便，它就是你的门，是多余的水分、多余的热量向外排泄的门户。你把门关上了，它们就出不来了。或者风一吹毛孔就关，水湿也就出不来了。还是那句话，哪里有压迫，哪里就有反抗。

所以一些皮肤病很好理解，对于荨麻疹大可不必紧张。可以看作是一个正常人，对外界环境和内在环境敏感的表现。也是借此了解自己身体的途径之一。

我治疗过一个患者，原来身体很好，吃什么东西都不过敏，有一次吃了牛肚，稍微有点变质了，吃了之后就出了一身的荨麻疹，出荨麻疹之后，通过治疗也很快就好了，但是到后来，他只要是吃"四个蹄"的，猪肉、牛肉、羊肉什么的，就不行。吃"两个爪"，鸡肉、鸭肉、鹅肉都没事。

这说明他当时其实没有治好，那个东西的一些毒素一下刺激了他的身体，在这之后呢，只要是这一类的肉，多多少少都会含有这类物质，他的身体具备了一种记忆，只要你再吃这个东西，我还让你起荨麻疹，让你记得以后不要再吃。真正的治愈应该是能够脱敏的，后来我给他调理，从整个内里清热解毒，增强免疫力的代谢，帮助他重新调整平衡。治好了之后，他再吃"四个蹄"的就没事了。

还有的人对酒精过敏，有的是啤酒过敏，只要喝一点啤酒就全身长荨麻疹，但是喝白酒一斤都没问题，我们用祛风止痒、扶正祛邪这一类的药物，也能调理好，以后喝啤酒就没这些反应了。

另外呢，荨麻疹还有一个明显的特点，就是季节性。

从季节上来说，春天和秋天，荨麻疹最多发；从发病人群来看，最常见到的，是青少年发病，尤其是年轻的男孩最多发。

我们可以将这两种情况合起来分析一下。

春天正是阳气裹挟湿气上升的时候，春天尽管看上去充满生机，却暗藏"杀机"。潮湿多风的天气，易与体内有风、有湿热的人相感应，从而多发皮肤病、过敏性疾病。

秋天，阳气下沉，秋风扫落叶，又跟风有关。风起就是人体"关门"的时候，如果夏天没有很好地将体内的湿热清除，身体的门户一关闭，这些多余的湿热也全被关起来了，自然就要躁动不安，从而发病。所以，对于皮肤病病人来说，夏天是最好的治疗阶段，所谓治疗，也可以说是顺势而为。

而青少年为什么多发荨麻疹呢？青少年正处在生命中的春天，尤其男孩子，阳气充盛。而平时吃了高营养、高热量的食物，形成了一种湿热的环境，阳气充盛，皮肤就要往外排这些湿毒、热毒，此时，皮肤的正常开合功能就十分重要。

但年轻人好动，打球、跑步等运动之后一出汗，在不经意之间容易受风。一受风，皮肤的开合出现了问题。于是荨麻疹就来了。从某种程度上说，发荨麻疹，是身体机能的一种自救反应。

正常人遇到风的反应却不这样，打个喷嚏，小感冒一场，就把遭受的风邪驱逐干净。荨麻疹病人呢？因为脾虚，体内多湿，身体驱风仅靠打喷嚏还不够，它会"起义"，当湿气在皮肤和腠理之间游荡，又找不到出路时，就起了这种鬼风疙瘩。

这个时候，医生的正确理解与辨证治疗尤为重要，是因势利导，帮助它成功驱邪？还是不分青红皂白地专政打压？无疑，我们应该选择前者。

4. 荨麻疹是正气与湿邪的对决

| 现实问题 |

网上有一篇报导。一位病人，2005 年年底，开始频繁咳嗽。之后开始不时地出现荨麻疹。到了 2006 年，体检时，发现尿蛋白含量严重超标，当年年底，被确诊为慢性肾炎。医生谈到他的发病原因，竟然和他工作有关，他在一家化工厂工作，大量接触铬镍合金，最终成了这样。

咳嗽—荨麻疹—肾炎。这样的连环发病，在中医里，可以理解为：什么样的体质，就拥有什么样的土壤，在这片土壤之上，很多看似不相干的疾病，其实同根同祖。咳嗽，是一种早期的预警，是正气起来反抗；到了荨麻疹阶段，预示着病邪正在被四处驱赶；如果依旧无视这些迹象，更严重的疾病，将随之而来。

很多人得了荨麻疹，反反复复治了几十年也没去根，有些人每次一抹驱风油，在被子里捂一会儿也就下去了。仔细思考，如果总是这么被动应付，而不对身体做彻底地清理和整治，长期下去，会不会发展成什么疾病？

所以荨麻疹的病人千万别把荨麻疹当成小病去应付！

类似这种得了肾炎，同时兼有荨麻疹的病例其实非常多。有个五十多岁的病人，三年前得了慢性肾炎。但是他从小就有荨麻疹，很多时候都不严重，风团一起就擦驱风油，简单用些西药，疹子就下去了。

如果时光可以倒带，他无论如何也不会想到，荨麻疹会和肾炎有什么关联？他唯一想到的是，难道是这些年吃了太多西药，对肝肾功能造成了损害？

药物使用不当或过量，必然要给肝肾造成很大负担，但从中医整体观的角度来说，荨麻疹很多时候都只是身体正气与邪气之间的小规模战争而已，不赶紧把这一拨"隐患"给消灭掉，将来大军压境，就"只叹江山向秋瑟"了。

就拿前面那位，先发咳嗽症状的肾炎病人来说，人为什么要咳嗽？很多人都直接归为肺的问题，而中医说"五脏六腑皆令人咳"，不管是外感咳嗽还是内伤咳嗽，都是身体的正气，通过"咳"这样一种方式，想要将湿热、寒凝、痰瘀等等冲散、驱逐出去。因此，我给咳嗽起个艺名，叫"气喷"，就好像井喷一样，地下压力大，上面开一个洞，石油马上就喷出几丈高。而身体里有病邪，正气也要鼓足了劲儿，加大压力把病邪驱赶出去。

所以咳嗽不可小觑，很多入冬开始干咳的病人，后期都有可能转变为很严重的肺病，所以必须先把咳嗽给医治了。咳嗽跟肺有关，并不见得就是肺的功能出了毛病，但是，如何找到咳嗽的真正原因呢？

有人受了风寒，感冒咳嗽，疾病还没有由表及里，就应该大量发汗，用姜和黄芪煮水，趁热喝下；有人因为情绪压抑、郁闷，引起了咳嗽，比如林黛玉，除了治疗咳嗽，还应该吃一些疏肝理气药，或者逍遥丸，并且一定要多运动，让自己快乐起来；还有的人一咳就出痰，或者即便不咳，天天都有痰，那么健脾利湿最重要，除了忌吃辛辣、寒凉的食物，我们应当喝粥养脾，还应该多吃山楂补脾，或用补中益气丸、附子理中丸……所谓"调诸脏即是治肺"，因为肺主气，它的重要职责之一，就是保家卫国，为驱除病邪开放通道。因此严格而言，对前面那位病人来说，这个阶段治疗的不是咳嗽，咳嗽是一种预警，提醒我们去清理身体。

到了荨麻疹阶段，说明前期你没有在意身体的预警，所以警报升级了。严重的荨麻疹，不只表现为皮肤出风团，在体内粘膜表面也起很多疹子，体内的疹子，因为粘膜充血，呈现出水肿的状态。这种"水肿"，会像拦路石一样，长在咽喉里，会使人呼吸困难，甚至引起窒息。

等发展成了肾炎，仍然是警报。肾为"水官"，如果长期负荷过重，必然会出现慢性疾病。但如果此时找对方法，仍然可以治疗，只不过这时候再"救火"，"财物"损害得也更多了。还有很多人，没有得肾炎，但是得了糖尿病、肺炎甚至肺癌，这些情况在临床上也有很多。

以上的例子告诫人们，不要以为荨麻疹就是一堆风团的事，也不要以为身体出现的每一个变化、异样都是小事。在青春期或年轻的时候就发病，这也是治病的好时候，除了治疗荨麻疹，也预防了可能发生的各种大病。

很多得过急性荨麻疹的人，随着年龄增长，或者其他原因，变成了慢性，会感觉痒，挠过之后有突起，说明他的正气已经不足，或者没有机会让这些疹子发出来了。但值得庆幸的是，仍然有症状，说明身体里的正气还在努力，还在试图驱赶外敌。那么这个时候，治疗方向，就是扶正，一定不能用抗生素或抗过敏药去打压。

治标要止痒、祛风，治本要扶阳、祛湿。这两种方法，适用于80%以上的荨麻疹病人，包括胆碱能性荨麻疹病人，这种更多是因为情绪变化引发的疾病。

5. 少给孩子高营养，养脾远离荨麻疹

| 现实问题 |

据有关统计，目前荨麻疹也是儿童的多发病、常见病。现代医学认为，儿童荨麻疹多是过敏反应，因而列出一系列可能导致过敏的"疑犯"，首先是食物，尤其是牛奶、奶制品中的添加剂。

| 刘辉解答 |

婴幼儿牛奶和奶制品会导致儿童荨麻疹或是湿疹，目前的确有这样的讨论。

但中医不会只关注某种物质，或者所谓诸多过敏因素，问题更在于一些奶制品所带来的高热量，让幼儿身体里有了多余的湿和热。这也是客观存在的。对于年纪大些的孩子，除了奶制品，还有

一些其他因素。

我治疗过一个孩子，广东人，7 岁第一次吃螃蟹的时候，发了荨麻疹。家里以为再不给吃螃蟹就没事了，刚开始两年没犯，后来吃鱼也犯病，吃羊肉也犯病，不高兴也犯病……没辙了，怎么忌口越忌越多？

我就跟孩子的母亲说，你孩子身体不好，你留意他的生活习惯，肯定有错误的饮食习惯导致了肠胃湿热的体质。他母亲也不是一点没感觉的，生活方式怎样是对，怎样是不对，天天过日子的人怎么会不知道这些？她说孩子从小奶水不足，很早就喝牛奶了，一直没断；爱吃肉，从来不主动挟青菜吃，大便两天才解一次；因为精神总是不太好，运动也少，在家里也有些懒洋洋的，不像别的孩子好动。

除了牛奶的高热量，这还涉及到食肉过多和运动不够的问题。

现在大潮流提倡喝牛奶，因为通过这个强壮起来的孩子多。另一方面呢，得荨麻疹、湿疹的孩子也多了，而且都有长期喝牛奶的历史。我们说也许牛奶本身没有问题，问题是孩子怎么喝，喝多少？

现在，很多母亲即使奶水充足，也给孩子早早断了奶，一边还琢磨着为了孩子好，每天该规定孩子喝多少牛奶。甚至很多孩子把牛奶当水来喝。牛奶毕竟不是水，营养成分更为丰富，这就在某种程度上造成了孩子摄入的营养超标。幼小的孩子脾脏极其娇嫩，可想而知，脾，也许就是这样被伤害了。长期、大量喝牛奶的孩子跟现在的大棚蔬菜似的，长得又高又壮，但并不见得就是"实心儿"地强壮。

另一方面，牛奶市场需求量大，奶源地资源紧张，奶牛的批量饲养和养鸡场几乎是一个模式。牧场的草料不够吃，就得喂复合饲料，所谓复合，就要添加防腐剂等化学物质，还有相当一部分农场会对奶牛进行激素喂养，促进产奶。甚至要大批量地打抗生素来预防奶牛生病，因此现在市面上有些牛奶加盖了"无抗"两个字。

再说孩子食肉、油炸食品过量的问题，这就像什么呢？大家都看过动物世界，什么动物才光吃肉呢？那种大型的动物，运动量、运动幅度很大的动物，虎、狮、豹……因为有运动，肉的大量能量才会排出去，消耗出去，也可以说是把"肉毒"消耗掉，对孩子们来说，食肉过量就是"毒"。

况且有些孩子不爱动弹，爱思考；中医讲思虑伤脾。不爱运动，又爱吃肉。中医说"鱼生火，肉生痰"，都是助长湿热的东西，都在体内蓄积起来了，这样的体质本来就有一个温床，积累一定的毒素，就会在一定的条件下，爆发疾病。肥胖儿、过敏儿越来越多，这样的湿热体质，走下去不只是荨麻疹，还有早发的肿瘤、糖尿病、高血压……

草原的牧民是最爱喝奶、吃肉的民族。他们是怎么一个生活方式呢？他们骑马、打猎、频频迁移、喝茶……这些行为能够帮助消化高热量的饮食，进而化解湿热。但是近些年来，临床上，我们发现恰恰是这些地区的皮肤病患者最多见，就是因为他们也过上了现代化的生活，不再骑马、打猎、迁移……而饮食习惯却没有相应调整。

附：荨麻疹分类用药录

① **风寒型**——风团外颜色是淡红或淡白，遇风吹或寒冷刺激，皮损骤然而起，当身体转温，就渐消失，舌淡苔薄白，脉迟缓，多见于冬季发病者。

治则：散寒和营，祛风止痒。

方药：麻黄 6g，桂枝 10g，白芍 15g，防风 10g，荆芥 10g，僵蚕 10g，白鲜皮 10g，生姜 3 片，大枣 20g，甘草 6g。

② **风热型**——风团外颜色红、瘙痒明显，遇热加重，烦燥不安，舌红苔黄，脉弦数。

治则：清热凉血，祛风止痒。

方药：紫草根 20g，板兰根 30g，白茅根 30g，花粉 15g，荆芥 10g，防风 10g，生地 30g，石膏 30g，知母 10g，苦参 10g，甘草 6g。

③ **肠胃湿热型**——风团外颜色或红或紫，肚胀肚满胀痛，口臭，大便秘结或泄泻，舌燥苔薄黄，脉滑数。

治则：清热利湿，通腑泻热。

方药：黄芩 10g，黄连 6g，黄柏 10g，山栀 10g，白芍 15g，麻子仁 20g，厚朴 10g，陈皮 10g，甘草 6g。

④ **冲任不调型**——周期性发作，外观呈粟米状或呈风团状，多于经前发作，经后消退。

治则：补肝益肾，调摄冲任。

方药：熟地 30g，山茱萸 10g，淮山 15g，泽泻 15g，丹皮 10g，黄芪 30g，白术 10g，防风 10g，甘草 6g。

⑤ **气血两虚型**——反复发作，经年不愈、劳累加重、神疲乏

力，舌淡，脉沉细。

治则：调补气血，扶正固表。

方药：桑白皮 30g，陈皮 10g，干姜皮 6g，大腹皮 30g，茯苓皮 30g，紫荆皮 20g，扁豆皮 15g，白鲜皮 15g，粉丹皮 15g，地骨皮 10g，黄芪 3g，白术 15g，防风 10g。

附：荨麻疹通用外治验方

①防虫香袋（与虫咬有关皮肤病适用）：蛇床子、丁香、白芷各来 20g，细辛、苍术、艾叶、香附、雄黄、硫磺各 10g。研细粉，过筛，加入冰片 5g 混合，25 克装一袋，密封。平时可贴身携带，或放床头、枕头下，每两个月更换一次。

②地肤子 9g，水煎服，每日 1 剂，连服 3 天；或地肤子 120g，水煎熏洗，每日 1 次，连洗数天。

③防风、荆芥各 6g，水煎服；或炒黑荆芥、防风各 9g，焦麦芽 15g，水煎服。

④茺蔚子 30g，银花 9g，水煎服；或茺蔚子 30g、地肤子 15g、蝉衣 10g，水煎服。

⑤楮桃叶或鲜苍耳子的叶和子，均可水煎后先熏后洗。

⑥茵陈、路路通各 60g，水煎熏洗，每日 2 次，以微出汗为度，勿使受风。

⑦香樟木或晚蚕砂 30g～60g，煎汤熏洗，用于慢性荨麻疹患者。

荨麻疹患者还要注意，平时要穿棉质宽松、无束带的衣服，皮带不要系得太紧，不要用过热的水洗澡，禁止用手搔抓，戒酒。

古有怪病，名曰"人面疮"，其状似溃疡，形如人脸，"脸"上眼耳鼻口齐全。传说西汉袁盎错杀晁错，晁错不甘冤死，附于唐年国师知玄法师之体，生出"人面疮"，疮上有口，能言，对国师说："你就是当年袁盎，我就是晁错。"知玄法师大骇，后求另一高僧相助，择奇泉一眼，终于将"人面疮"洗去。

后人传言，得此病者，定是作孽积冤。

明万历年间，皇帝朱翊钧之侄女，德王之爱女亦生此病，众御医束手无策，闻刘景章医术了得，便招其为郡主诊治。

刘景章奉命前来，诊脉时有感郡主定然是受到惊吓，心存恐惧，又遇外邪入侵，聚于手肘关节，乃生成人面之疮。便与郡主单独交谈，乃知郡主于三月初三，散步于后花园，忽见两蛇交媾，受惊匪浅，一蛇当场被乱棍打死，另一蛇则潜逃无踪。当夜，郡主梦一蛇化为美男子，潜入其睡帐……此梦天天发作，不久，便生"人面疮"。

刘御医诊后开方：苦参10钱，蔓荆子3钱、赤茯苓3钱、山药5钱、白芷3钱、荆芥5钱、防风3钱、白附子1钱、川芎3钱、山栀子（生）3钱、何首乌3钱、白蒺藜3钱、皂角1钱、川乌（炮）1钱、黄芪3钱、赤芍3钱、独活3钱、羌活3钱，草乌（炮）1钱。研细末和蜂蜜，制丸如梧桐籽大，每服五十丸，空心黄酒送下，如果不能饮酒，可用茶代之。

另吩咐侍从为郡主用新石新木另建住所，并画符贴于郡主房门之上。翌日，刘御医身着道士袍，执剑作法，忽见草丛中，窜出一长约三尺的大蛇，刘御医一剑劈去，将蛇砍成两段。当晚，郡主一夜无梦。三个月后，疮口结痂脱落，郡主一向身体荏弱，此时却圆润许多，且面容娇艳。

德王爱女从此寄情，并最终下嫁刘景章。婚后方知，大蛇乃道具，为除心结而已。成为德王女婿不久，刘景章因缘际遇，入皇宫成刘氏一门第一代御医，又是后话。

刘氏医病大法：遵从中医整体观，既以中药调身，更重七情调心。经300年传承，此法亦为第七代传人刘辉吸收、运用，尤以牛皮癣治疗最见"调心"之效。

"牛皮癣"，封在身体里的正邪之争

　　孙皓是 03 年胖起来的，那时才 22 岁，爱吃肉，爱喝可乐，爱吃辣的，都是上大学那几年养的习惯，我和我爱人吃得都没他口重。他那时刚毕业，到一个大公司做编程，有时候活一多，就得一宿一宿地干，忙过了又没日没夜地睡觉，特别累，性子急得不得了。我们想着，孩子太耗了，多吃点肉也是应该的，可乐什么的不是热量高吗，补充一下体力也挺好。

　　年前朋友从国外回来，带了美国大榛子，大家聊得很高兴，说这大榛子是野生的、很补，我们都没太舍得吃，一大包都给孩子留着了，我就把榛子和可乐放他桌上了，备着，让他晚上加班的时候填肚子。

　　真是没想到，孩子那天吃完大榛子，喝了可乐，当时嘴就肿起来了，胸前出了些小红点，带他去看了大夫，说是过敏，挂了三天吊瓶，嘴就不肿了。但这小红点越长越大，跟鱼鳞似的一片。

去年他们公司组织职工去体检，孙皓检出了糖尿病，Ⅱ型糖尿病，才27岁的人，天天得吃降糖片，心里太不好受了。过完春节，他原来消下去的小红点又冒出来了，肚子上，背上都是，指甲大小、一块一块的，上边有层白皮，真就像鱼鳞，干干地掉，贴身的衣服上面全是，跟头皮屑一样，掉完了那小红点还往外渗血，看着就要染得全身都是了，赶紧又去看大夫。

大夫说是银屑病，俗话说的牛皮癣，开了汤药喝，还给了些膏药外涂，止不住，就又去了协和医院，开的微乳膏和消银颗粒，断断续续吃了挺长时间，也没见减轻。连协和医院都看不好，我们真的不知道上哪儿去看了。

银屑病，原来觉得多遥远的病啊，我和他爸家里没人得过这个病！平时我们自己又不是没讲究卫生，天天都扫地、擦地的，哪儿会脏呢？一开始我们都觉得这个病和糖尿病有关系，问了大夫，说这是整个体质的问题，有湿，有热，以前吃肉喝可乐太多了，有了糖尿病，银屑病会更顽固。

孩子现在得了这个病，都懒得出去了，天天在家上网聊天玩游戏，越来越胖，一点精气神都没有，还不禁说，一说就和我们来脾气。都快30岁的人了，连个对象都没有，以后可怎么过啊。

1. 牛皮癣不是有真菌的癣

| 现实问题 |

有这样一则"广告"，大意如下：某人在电线杆子上贴广告，上书"祖传老中医，专治牛皮癣"；其患者路过，一气之下，大笔一挥，改"祖传牛皮癣，专治老中医"。笑过后，大家也对牛皮癣有了一个初步印象：顽固、无法根治。中医行业古来有所谓"内不治喘，外不治癣"、"为医莫治癣，治癣必丢脸"的祖训。牛皮癣真的那么难治么？牛皮癣病人大多觉得走投无路。我们是否可以为这样的人群打开一扇门，提供一条新的出路呢？

| 刘辉解答 |

有一个大学生，在网上留遗书，因为患上牛皮癣，他不敢跟女朋友亲密，甚至绝决分手；牛皮癣的反复，也让他的家庭为治病债台高筑。他留言说：我刚买了 5 瓶安眠药，吃完之后我就可以投胎转世了，等我死后就可以彻底地治好了，而且据说如果这辈子有牛皮癣，那么下辈子一定没有任何疾病，并且一定是全世界有名的人物，想到这里我的心情好了一些，我高兴地笑了。既然下辈子这么好，那我吃完药就可以进入下辈子了。

希望网上的这封遗书，只是一时泄愤，没有发生真正的悲剧。

说到牛皮癣，仍然要先谈一谈人们"谈癣色变"的误区问题。其实牛皮癣病人的恐惧，除了皮肤异常，痒感剧烈，还有很大程度来自于社会的压力：大块掉皮的红斑，让很多人认为这是一种不干净的疾病，会传染。因此，牛皮癣病人在找工作、找朋友的时候，经常受到歧视。

其实，牛皮癣不是"癣"，它不像头癣、手足癣、花斑癣那样由真菌引发，自然就不会传染。名字被扣上一个"癣"字，只因发病症状相似。很多病人误解了，觉得它是有传染性的，用杀灭真菌的方法，就能减轻或者治疗牛皮癣，比方说抗生素，和专门抗真菌的咪唑类药物等等。其实这些药物对牛皮癣根本起不到治疗作用。

那么，过去为什么叫牛皮癣呢？因为它像牛皮一样厚，这块儿起小白皮，变厚了，有的全身长，跟牛皮似的。现在为什么叫银屑病呢？也是根据它的外观表现来说的，皮疹上面覆盖有一层层银白色的，跟鱼鳞屑似的东西，簌簌地掉。面积有大有小，有点滴样的，有钱币样的，还有地图样的，甚至有的人全身都长满了鳞屑。

现代医学里，牛皮癣学名叫"银屑病"；古代中医称之为"白疕"或者"松皮癣"。"白疕"应该说是最形象的说法，"疕"在《说文解字》中，是头疮，牛皮癣大多从头部开始发病，甚至有一部分病人的病情仅限于头部，不会蔓延全身。"癣"，也指的是头部出现的一种创伤。所谓"身体发肤受之父母，不敢毁伤"。应该说，在中国人的传统观念中，完好的皮肤出现任何异常或破损，都是"创伤"，同属外科。古代有"疡医"，就是专门医治皮肤疾病的医生。

揭开皮肤"病"的真相

现在，世界卫生组织把银屑病列为世界十大顽症之一，属于皮肤病学科重点防治的疾病。中医早在战国时期的医书《黄帝内经》中提出"诸痛痒疮，皆属于心"的观念，"心"是包括牛皮癣在内诸多皮肤病的根本原因；而一千多年前著成的《诸病源候论》中，对这种病的发病特征、疮面的性状有很详细的描述，并总结了病因，是"风湿邪气，客于腠理，复值寒湿，与血气相搏所生"，还是湿邪被困在皮肤间隙诱发的疾病。

当然还有风的因素。自然界有风，人体与自然界是相通的，体内自然也有风。中医认为"风为百病之长"，是因为它有很强的"流动性"，像个活蹦乱跳的孩子，有让人喜欢的一面，也有让人头疼的一面。风能传播花粉，成就生命，在一定程度上促进了人体与外界的沟通。同时，它也带动了滞留在身体里的湿邪，四处流窜……

我从临床上观察，有40%的牛皮癣因风而起。不是说受一次风就得了这种病，而是长期不注意保暖，比方说穿露腰装、露脐装；大汗淋漓的时候，贪图凉风，吹得太久；或者床铺离窗户很近，晚上睡觉开窗，被从窗缝里"溜"进来的风偷袭……这些都能引起所谓的"受风"。但是，因风而起皮肤病的人，有个共同的前期问题：体质湿热。

也就是说，风想带着病邪作乱，前提是这个人体内有多余的湿热毒。还是那句话，身体里的湿热过重是基础，没有这个基础，身体机能都正常运作，自然有防御功能，风邪也无可奈何。因此，在治疗的时候，有的患者侧重于祛风止痒；有的首要除湿；有的则需清热凉血。不同的治疗方法都要三者兼顾，只不过是侧重点不同。

这样看来，被现代医学视为"绝症"的牛皮癣其实并不难治，将身体的内环境调理好是关键，一是保护和升发阳气，用现代医学的说法是提高机体的免疫力；二是帮助病人"打开"像牛皮一样"封死"的皮肤，找回皮肤的正常功能，再将多余的湿热化解、祛除，这个病自然就好了。

因此，觉得痒或者皮肤有破损的时候，千万不要以为真菌作怪，自己买药膏涂抹。很多药膏有激素成份，胡乱涂抹会造成很严重的后果。在家里可以用"泡澡"的方法来止痒：

① 明矾、花椒各 120g，野菊花 150g，朴硝 250g，加水适量，做全身浴，能止痒、消炎、松懈角质。

② 楮桃叶浴：楮桃叶 250g ~ 500g，加水适量，煎煮，用药汁擦抹全身，或将药汁兑入温开水，做全身浴，可润肤止痒。

③ 地骨皮四味浴洗剂：地骨皮、枯矾各 30g，老槐枝 150g，川椒 10g，水适量，做全身浴，或只擦洗患处。能祛风、消炎、止痒。

2. 藿香正气开"窗"赶湿邪

| 现实问题 |

世界卫生组织把"银屑病"列为世界十大顽症之一。据有关资料统计，我国目前有"银屑病"病人近 8 千万人，北部及西部地区居多。无数的皮肤病专家、皮肤病研究机构，民间单方、验方、汤剂，层出不穷的新药，始终改变不了"用药好转—临床治愈—逾期复发"的恶性循环。

很多中医师治疗牛皮癣，都用清血中热毒的办法，牛黄解毒丸和各种清血毒、凉血热的中药，因而倍受推崇。

但是"毒"字，跟现在我们所理解的毒不太一样，不见得是有绝对毒副作用的、致命的药或食物，应该说，任何不恰当的东西，出现在不恰当的时间、地点，都可以称之为毒。比如说西瓜，中医认为是天生的"白虎汤"，最能解暑、利湿，但是，冬天吃西瓜，或者胃寒的人吃西瓜，西瓜的寒凉之性就是"毒"。比如说萝卜，"秋天萝卜，赛

揭开皮肤
病
的真相

过小人参"，能下气、消痰，秋天和冬天能帮助人体收藏阳气，到了春天，万物生机勃勃的时候，就不宜吃萝卜了，导致气机没法儿往下走，萝卜成了逆自然的"毒"。

那么，中医对牛皮癣清热解毒的原理是什么？

|刘辉解答|

说到中医对牛皮癣的清热解毒，实际上就是清湿热，祛风邪，而不是常人理解的血液里的病毒。中医讲："湿久化热，热必生火"，祛湿本身，也是解热，符合中医凉血的思路。藿香正气是我们熟知的解暑湿的良药，经过临床验证，对牛皮癣也起治疗作用。不是因为它里面有什么成分正好能杀真菌、杀病毒，而是它同时具备了三点非常好的作用：解表化湿，理气和中，扶正祛邪。

理气和中，既能梳理气机的郁滞，又调和后天之本的脾胃；扶正祛邪，扶起身体的正气，让身体机能自己就有"战斗力"，将病邪驱赶出身体。有了这两大功能，解表化湿也就水到渠成了。解表，除了可以理解为在病还没有深入脏腑的时候，就给予化解，同时，也可以看作是帮助身体打开"窗子"，使身体重获"通风"，正气振奋，将湿邪赶出身体，找到出路。

对牛皮癣这种皮肤病，我个人认为，相对于它在病理上的复杂性，更需要关注的是近几年的高发现象：1984年，中国医学科学院皮肤病研究所，和全国牛皮癣协作组，曾经对全国24个地区，近600万人，抽样调查，其中11393人患有牛皮癣，按当年10亿人口计算，也就是说，全国有近123万牛皮癣患者；而现在，一项新的统计数字表明：我国目前的患者人数达到了8千万，二十多年时间，翻了7倍……

而这二十多年，也是肿瘤、糖尿病、心脑血管疾病的高发期，并且城市高于农村。我看到很多中医学者，将体内湿热过重和阳气不足，列为现代人众多疾病的根本原因。应该说，现在全民都进入了"高营养，冷生活"的年代，这是一对矛盾，过食鱼肉油辛，必然要产生大量湿热；而"寒主收引"，空调和冷饮相当于关上了身体排解"垃圾"的大门。

还有冷水的问题，很多年轻人，出完汗，一个猛子扎到凉水里游泳，或者冲冷水澡，运动过后，体内的阳气正在升发，多余的水湿正要从毛孔、汗腺"排泄"。身体一遇冷水，啪，相当于把门给关上了，硬生生地把阳气和有待排解的湿热给"拍"了回去……

排汗和排尿是排解湿热最重要的渠道——夏天出汗多，上厕所的时候就少；冬天毛孔要尽量地闭合保暖，在不出汗、少出汗的情况下，水喝多了就要经常跑厕所。如果常用空调、喝冷饮、洗冷水澡，强行地把皮肤调整成冬天的状态，就会把湿热"憋"在身体里，而且越积越多，本来能够像阳光一样蒸发湿气的阳气，也力不从心了，这也是一种阳虚。

经年累月，身体的内环境，从郁郁葱葱微微通透的森林，变成了又潮又湿的"富营养沼泽"。于是，适应这种环境的"新生物"就产生了，可能是现代医学所说的各种变种病毒，甚至可能是肿瘤。不少人出现常见皮肤病，甚至罕见皮肤病，也就是很正常的事情了，在这种体质环境下，必然百病丛生。

这也是生活在北部及西部地区的人，更容易得牛皮癣及其他皮肤病的原因，因为越干燥的地方，"大门"关得越紧，说白了，就是出汗的机会越少。如果不改善饮食和生活习惯，很多所谓的慢性病，都会像牛皮癣一样：用药好转—临床治愈—逾期复发，恶性循环。

因此，像藿香正气这种药，放在这个时代来说，人人都需要吃上一些，尤其是夏天，配合吃附子理中丸温中健脾，效果更好。当然，任何时候都别忘记找一位有经验的中医师指导使用。

3. 顺势而为，巧治牛皮癣

| 现实问题 |

有一个年轻女孩得了牛皮癣，托朋友找到一位中医治疗，没想到吃了中药以后，病情似乎加重了，不但红点扩散，而且全身"溃不成军"，不忍卒睹。这个治疗过程非常可怕，女孩在矛盾重重的情况下，坚决地相信了这位中医。结果，不到半年的时间，女孩皮肤光洁如初……正是这个引蛇出洞的治疗大法彻底驱逐了她体内的"邪恶势力"。

这种情况，看起来更像身体发起的一场全面"反攻"，因为体内有"敌人"，所以以这样一种加快代谢的方式，将之驱出体外。有调查显示，牛皮癣的发病人群，年轻人高于老年人，是否可以理解为：患有牛皮癣，也是阳气相对旺盛的一种表现？

| 刘辉解答 |

就是这个样子。中医的治疗有八法，其中"顺势而为"最为高明，三十六计走为上计。

按照现代医学的说法，牛皮癣病人表现出皮肤的代谢失常。为什么会出现一块块鱼鳞状的东西呢？那是因为那块儿皮肤代谢失常。普通人皮肤细胞的分化需要 26～28 天；而牛皮癣病人，患银屑病的那块皮肤细胞，由于过量的热毒存在，3～4天就分化了，分化了也不脱落，就这样越长越厚，最终形成鱼鳞屑样的东西。

也可以说是一种"亢进"的状态。

一直以来，人们对疾病深恶痛绝，但是病，究竟是什么？是天外来物？还是飞来横祸？我认为都不是。大家换个角度思考一下，你会理性地接受这个认识：病是我们每个人的生命色彩。你病了，他病了，我病了，但是，我们为什么会出现不同的表现？现代医学把大家的病归类到一个"炎症"里面来，而中医却要求你自己在生活里找到源头。为什么有的中医在看病的时候会问你很多问题，其实就是在调查你的生活状态，你的境遇不同，体质不同，得的病必然也不同。从这个角度来讲，一些皮肤病患者应该警醒，有内在的问题必有外在的表现，"有诸内必有诸外"。

是否越健康、强壮的人，越容易得牛皮癣？我们在临床上还没有做这方面的调查。但有调查显示，十八九岁到三十四五岁之间的人群，牛皮癣发病率最高。

当下这个病发病率较高，缠绵难愈的原因有很多，但是我觉得主要与现代人的生活节奏，饮食习惯有关。就男女比例来说，男性高于女性，但差得不是太远，60%和40%的比例。男性好胜，阳气足，爱喝酒、爱吃辣的、爱吃海鲜，这些都可以造成一些综合的发病因素。

也就是说，老年人的牛皮癣，更多是复发型的，只有极少数是首次患病。并且，患有牛皮癣的老年人中，同样是男性多于女性。

我从临床上来看，有两种原因，最易引发初次牛皮癣：

第一种情况，这人在外面忙了一天，出了一身汗，正好起风了，他就把上衣解开，想凉快凉快，结果睡一宿觉，第二天早上起

揭开皮肤·病·的真相

来，身上就开始起小红疙瘩，他以为受了风，也没在意，自己买点儿消炎药吃了，照样外出工作、下田干活儿；吃饭的时候，看到喜欢吃的鱼虾等海鲜也照样吃，一直到红点儿越长越多，奇痒难耐，而且红点儿上出现越来越严重的掉皮现象，这才着急了，到医院一检查，就被诊断为牛皮癣。

第二种情况，淋了雨，回家随便擦一擦，倒头就睡，也是先起小红点，最后蔓延全身，开始掉皮……

这两种情况都与受风，与湿有关。第一种是身体正在发汗，体表毛孔全部打开的时候，吹了风，风邪直接就钻进身体里，而一吹风受凉，毛孔又条件反射地关闭，结果风、湿都被关在了身体里。

第二种情况，淋雨本来就易使湿寒之气进入身体，回家之后，应该赶快洗个热水澡，喝点儿姜水，把湿寒给撵出来。同时，淋雨也是一种受凉，也会导致身体的"门窗"关闭，把湿寒留在身体里。

可以说，人自身的正气越旺盛，对外邪的反抗就越猛烈，就好比有敌人潜进我方阵营，火力越猛烈，就能越快地清除敌人，使他们狼狈逃窜。这里面有一个前提，就是在敌军火力也很猛的时候，不能打"闭门歼灭战"，要以击退为主。上面说到的两种情况，恰恰就是当一大群"敌军"冲进来的时候，大门在后边关上了，结果双方打得不可开交，敌军感觉到我方火力很凶猛，想要退出去，却无路可走，只好到处游窜，于是风、湿、热等病邪就流连于血液之中，不断扩散面积……

有很多人总爱得感冒，感冒了，扁桃体就发炎，这些人得皮肤病的几率比别人高。在临床中，我发现感冒是牛皮癣的一个重要诱发因素，上呼吸道感染诱发银屑病的人占到30%以上。你体内的湿热毒是根本，感冒是一个诱因。所以，在过去，孩子感冒时，老人就给捂上厚棉被，煮一大碗姜水喝，大量发汗就好了。

古代的希腊人认为牛皮癣是"神的诅咒"，强迫这类病人摇铃，警告其他人闪避。到了现在，仍然有很多病人觉得自己造了孽，才得了这种"邪病"。事实上，这个"孽"有可能就是淋了场小雨，出汗之后吹了点儿微风，或者夏天正大汗淋漓的时候洗了冷水澡、下冷水游泳等等，都是生活中的点滴事件。

特别要提醒没有得病的人，在受寒、受湿之后，一定要避免吹风，多穿衣物。回家之后，第一件事，是在温暖的环境下，洗个热水澡，让毛孔打开，将寒湿散出去，洗澡之后仍然要注意保暖，喝一杯姜汤，或用姜、酒、醋适量煮水，热饮，从体内彻底驱逐寒湿之邪。

此两味姜汤，牛皮癣病人在夏季每隔三、五天喝一次，对治疗也有很大帮助，另外，坚持热水烫脚也是发汗、祛湿的简单办法。

总之，治疗牛皮癣最管用的一招还是"顺势疗法"，鼓舞正气驱除病邪。

4. 别错过治疗的第一时间

| 现实问题

显然，前提还是人的体质。

如果一个人的体内有滞留的风湿热毒，风湿热毒会不会露出蛛丝马迹呢？当然会！平时毛囊爱发炎，就像长了小粉刺似的，有时候身上还会有点痒，皮肤有些干燥，情绪、性格上，要显得急躁一些。如果你感觉自己是这样的，那么，你很可能就是一座蓄势待发的火山。所以说，了解自己是什么体质，是了解自己的根本。

| 刘辉解答 |

对。实际上很多疑难杂症，都不是说一开始就有多严重的。一开始发病时是最佳的治疗时期，在这个时期治疗能大大提高治愈率，但实际上这个时间会被很多人忽视。

回到牛皮癣这个范围，如果家族中有这个病史，你就要提早注意调整自己的体质了。防患于未然，更要小心防范生活细节中的隐患。

临床上经常有四五十岁的人来看这个病，我会问他，得了多长时间了，有人说十多年了，有人说二十年了，这都说明了同一个问题：得病时间大多是在年轻的时候。一方面，表明了身体在青壮年时期有一个拐点。另一方面，也说明他们错过了治疗牛皮癣的最佳时机，当时如果能内外结合治疗，清除内患会容易得多。

得牛皮癣的人有这样的体会，夏天感觉要舒服一些，冬天就特别难熬。这是因为夏天阳气充盛，皮肤的"通道"最大限度地打开，助体内升发的阳气一臂之力。同样的道理，中青年人，则正处于生命中的夏季，治疗起来也要更容易，尤其是初期治疗，我们对临床上几万个病例进行了统计，临床治愈的效果都很理想。

上面讲了得牛皮癣的第一种情况是"风"，第二种情况是"湿"，这两种情况的"敌我相争"是"外敌之争"，还有第三种情况，自我的精神和情绪是从内而生的敌人，造成"自身的敌我之争"。

有句话说得好，战胜疾病，首先要战胜自我。有位来自秦皇岛的年轻病人来看病，得的银屑病，即牛皮癣，在服药后病情有好转，后来他把这好消息告诉了同样患有牛皮癣的好朋友，这个朋友当时来就诊时病情比较重，手脚、身体的皮肤都是斑片状的鳞屑，结了很厚的痂皮，用药后病情大有好转，现在已经痊愈了。先前那位牛皮癣病人至今还没有痊愈，还在服药中。相同的疾病却有两种不同的效果，为什么呢？仔细询问之后，我才知道，主要是精神情绪的不同，前一位病人的生活压力大，精神过于紧张，治病心切，必然会影响到治病的效果；后者心态好、精神轻松，效果当然好多了。

还有一位北京的病人，他在治疗中看到好转，心里非常高兴，甚至忘记了自己身边的事情。后来因为病情有反复性，他的情绪就变得急躁、低落，疗效也受到影响。

所以说，为什么同样的病，孩子好治，而且不易复发，主要原因在精神情绪上，小孩单纯，思虑没有成人那么多、那么复杂，忧心的事情少，加上家长的耐心护理，当然就好得快。

5. 风寒湿联合导演的关节炎型银屑病

| 现实问题 |

有数据显示：关节炎病人患牛皮癣的几率比常人要高 2~3 倍；而牛皮癣病人同时患有关节炎的现象，也非常普遍。这类病人，现代医学病名叫做"银屑病性关节炎"，或"关节炎型银屑病"。

这样复杂的病名，出自于现代医学对关节炎和牛皮癣之间"恩怨情仇"的不确切性，也就是说，还不清楚到底是谁引发了谁。

　　而对关节炎一类的疾病，中医统称为"痹证"，是由于风、寒、湿、热等外邪侵入人体，导致气血运行不畅，所造成的疾病。这与之前说到，先有一个阳虚、湿热的体质基础，遇到风邪，"闭门留客"，从而引发皮肤病，异曲同工。

　　对于"痹证"的治疗，一位山东的中医专家，以艾灸督脉作为整体的治疗大法，称为"督灸"，临床效果显著。督脉是人体阳脉的汇聚之处，相当于聚集了一身的阳气。用善于温通阳气的艾草来灸督脉，相当于帮助身体振奋阳气，驱散病邪。

　　人是一个整体，病与病之间不可能是完全不相干的平行线，因此，不论是中医的病，还是西医的病，种类不同却都可以用同样的大法来解决。

　　"关节炎型银屑病"，是否适用"督灸"的办法？

　　如果单纯用来扶阳，这是一个很好的方法——加一些姜片，均匀地铺在整条脊梁骨上，大约1cm的厚度。然后将艾绒捏成直径约2cm、高约5cm的圆锥体，放在姜片上，用火柴点燃顶端。

　　鲜姜的辛辣好似开路将军，一路"披荆斩棘"，将艾草的温阳之性带进督脉，就好像阳热驱散阴霾一样，化解了身体里的湿寒。

| 刘辉解答 |

　　督灸确实是一个非常好的扶阳大法。但是如何作用于皮肤病病人呢，我们慢慢谈来。

　　现代医学在临床上将牛皮癣分为四种类型：寻常型、脓疱型、红皮病型以及关节炎型。大多数人得的都是寻常型牛皮癣，起的疹子比较多，表面有干燥的鱼鳞状白色皮屑。

　　而红皮病型牛皮癣，相当于是升级版的寻常型牛皮癣，这种类型发病率并不高，一般都有激素使用史。这时候疹子很少，而是漫布全身的大片红斑，大量掉皮和剧烈瘙痒。

还有脓疱型银屑病，发病率也不高，手掌、脚掌局限性地长出白色小脓疱，又痒又疼，严重的会蔓延至全身，甚至出现淋巴结肿大，很痛苦也很危险。

最后一类就是关节炎型，一般多发于手、腕及足、踝等小关节，特别是手指、脚趾关节，个别发于大关节。关节症状与皮肤症状，经常同时加重，或同时减轻。

谈到关节炎型银屑病，最复杂的情况就是跟其他三种类型并发，牛皮癣反复发作，如果初期得不到很好的控制，严重发展就会导致关节变形，活动受限甚至不能活动。

中医非常关注表证和里证的转化。比方说，感冒是表证，如果治疗不恰当，病情发展了，成了肺炎，就成了脏腑的病，就属于里证。寻常型银屑病，就相当于"表证"，很多人在这个时期去咨询医生，或者在网上咨询，得到的建议往往是牛皮癣不影响健康，除了外观不好看，皮肤感觉瘙痒，似乎没有其他更严重的症状了。

其他三种类型的牛皮癣就相当于"里证"了，尤其是关节炎型银屑病，为什么它常常与另外两种类型的牛皮癣伴发？就是因为风寒湿邪，已经深入体内，更大面积地阻滞了气血的流通。

我们看竹子都是一节一节的，竹节就好比人体的关节，气血到了这里，相当于一条水流在这儿遇到一个曲折的坎，唯有过了这个坎，才能继续顺畅起来。因此，观察关节的气血是否流畅，同时也能透视全身的气血是否流畅。

一个人得了关节炎，除了是因为"骨骨交接"的这个地方缝隙过大，风、寒、湿有机可乘，还因为此人体内的气血本就不够通畅，才会在流经"节"的时候，更容易出现瘀阻。因此，关节炎在过去，都是上了岁数的老人，阳气衰弱了，气血流通不好了，才得的病。也旁证了，为什么当牛皮癣的病情得到缓解时，关节炎也得到缓解；牛皮癣病情加重，关节炎也加重。还是阳气是否充足、通畅的问题。

因此，前面说到的艾灸督脉的方法，通阳气，解体表，祛湿热，不管对牛皮癣还是关节炎病人，都非常有好处，对于这种关节炎型皮屑病，更是一举多得的治疗方法。

除此之外，还可以用醋调面粉，做成小面饼，放在患处，或者有皮损的地方，用艾炷每次灸 3 ~ 5 壮，每天 1 ~ 2 次，另外配合腹部的胃脘、关元穴和腰后的肾俞穴同灸，既补益了阳气，又能健脾祛湿。

6. 会变身的寻常型银屑病

| 现实问题 |

无论什么疾病，都有其特有的蛛丝马迹。接触一个新朋友，你总会认真地倾听他的语言，用心观察他的言行举动，推测他的性格或者你们之间的发展倾向。那么，对于我们自己的身体，为什么不这样做呢？倾听、观察，及早把侵蚀她的疾病收拾干净，多有必要！仔细想想，还有什么能像我们的"身体"一样与我们息息相关呢？可就是有人把身体当仇人，折磨她，摧残她，最后，身体病了，无法挽留时，才悔不当初！

蛛丝马迹，这个说法很有道理。真是细节决定成败。

应该说，寻常型银屑病是最多见的，也是病情最轻的一种。初期就长小米粒似的、很小的一个小红点。全身可能会有一点痒，也有的人是不疼不痒的。脸上慢慢地起一点小白皮。在病人心目中，一想到银屑病，必然都是像牛皮那么厚的，起大块、大块的白皮，那才叫银屑病。其实呢，刚得的时候，它就是像针尖一样的小红点，很容易和风疹、痒疹、湿疹及皮炎混在一块儿，可以说人们对它的认识有很多误区。

留意看呢，银屑病的表现是这样的：皮肤上长出些红色的斑块或者疹子，上面有一层厚薄不同的银白色皮屑，像鱼鳞，很容易脱落，一摩蹭就掉皮屑，掉完后就看到破皮的地方有一层红色薄膜，它还不会流脓出血，再刮破了这层薄膜，才会在这个小疹子口上渗点血珠，像针尖那么细，不会很多。

这个病的初期治疗效果还是挺好的，刚受潮受风的时候，祛风燥湿的治疗比较有效，目前寻常型银屑病的治愈率能达到95%以上，这是我们自己对临床上万病例统计的数据。

还有些人得了寻常型银屑病，带着一辈子也没啥事儿，有的人会慢慢地转化成其他类型，比如红皮病型，脓包病型或者其他病型，那时候就严重了。所以说，正确认识和治疗非常重要。

寻常型银屑病的面积会慢慢地变大，如果扩散成片，那就成地图状的。地图状的面积再大了，超过身体二分之一了，那就属于红皮病型的了。这时候的红斑就没那么明显了，可能只有一小片正常皮肤上能再看到红色的斑疹。手脚的病情加重得最快，大片、大片地掉白皮，厚厚地掉，看上去就像被撕破的手套和袜子一样。这么大面积的皮肤病，全身一动就掉得满床都是皮，活动什么的，它就要裂口，什么也做不了，那就很苦恼了，严重影响一个人的生活质量。

这个时候的银屑病不只表现吓人，而且病人开始觉得全身都不舒服，首先是瘙痒明显加重，然后是全身发热、头痛难受。这是因为初期所受的湿和风入里化热，风邪和湿邪在体内闷热的小环境里缠绵不清，全身游走造成的。

因为银屑病自杀的人不少，前些天我接诊了一个得红皮病的孩子，他就曾跟爸妈说，我看你们两个人过得也挺好的，我挺放心的。这个孩子就是想自杀了。他是天津人，大学录取通知书都拿到了，他说上不了，病得太厉害了。瘙痒严重的时候人是很烦躁的，心神不宁，也休息不好。到了红皮病的阶段，银屑病面积太大，周围人的眼光让病人心里压力很大。

到了顽固发作的阶段，要切记的是不要频频抓挠，赶紧就医。这个时候就不是自己简单处理能好的。

有的人疹子面积没怎么变，只是在手掌、脚掌和口中的红疹子上出现了小脓疱，油菜籽大的、绿豆大的，白色脓疱，又痒又疼，这是脓疱型银屑病。脓疱脱皮又结痂，又再长，过去叫"鹅掌风"。泛发型的全身都会长，最痛苦的是，口腔粘膜上长脓疱，一吃东西就疼。对这些都要有一个正确的认知，抓紧就医才好。

7. 坏心情也会诱发牛皮癣

| 现实问题 |

之前说到"人面疮"能说话，道出冤情的传说，尽管离奇，可换

个角度想来：为什么这种疮会长成人脸的模样？中医认为女子得病，大多是因为"有不得隐曲"，意思说很多隐秘的、隐私的事儿，全都埋在心里，长年"不见天日"。久而久之，这些心情和情绪，会通过另外一些方式表现出来，疾病便是其中一种。这样看来，牛皮癣也是一个"诉说"心事的途径。

而现在的社会环境下，不只女人得病是因为"有不得隐曲"，男人也在很大程度上被压抑着，无法精神逍遥，疏泄肝气。实际情况是：心情平静了，错乱的心绪安稳下来，很多病可以不发生，甚至在早期迎刃而解。

| 刘辉解答 |

的确，心理因素，对牛皮癣也有很大影响。有调查说，压力大，性情急躁，过度紧张，抑郁等精神因素引起的牛皮癣约占总发病率的18.6%，位居榜首。而患有牛皮癣之后，又导致心理压力进一步增加，这也是牛皮癣难治易复发的主因。

俗话说心病还得心药医。可惜，现在吧，大概是因为现代医学长期处于主导位置，人们常将皮肤当作单纯的器官来看待，没有考虑到，皮肤病也是"心"病。

当皮肤上出现"异物"，比如青春痘儿、牛皮癣、湿疹等等，还有前面说到这个罕见的人面疮，我们都当成异己分子去对待，想尽办法消灭它，就是因为，我们没有读懂自己的身体，没有读懂这个所谓的"异物"想要告诉给你的信息。

300年前，我的祖上刘景章在治疗小郡主的人面疮时，考虑到小郡主正值豆蔻，情窦初开，白天看到两条蛇交媾，之后就每天夜里梦见蛇变成美男子，正是春心微漾。古时风气本就保守，更何况郡主当时不过十五六岁，还是个小姑娘，一定会觉得自己做了这样的梦，非常丢人，可又控制不住。她又没处去说。慢慢地，受惊加上心结，互相纠缠，就生出了"人面疮"。因此，除了用中药，刘景章还装扮成道士，假装作法，将蛇砍死，这就是"心药"，也是小郡主最后能彻底痊愈的根本原因所在。

中医认为：人的病有外因，风寒暑湿燥火；有内因，怒喜忧思悲恐惊。

人类依靠大自然的给养才能生存，这种给养，不光是食物，还有外界气机及其他物质，比方说，生存需要来自于大自然的新鲜空气，身体需要来自大地水土的微量元素……这是双向流动的，有新鲜的代入，有陈腐的谢出。

这个过程中，该代谢出去的东西，因为各种原因留在了身体里，人就要生病。该"代谢"出去的心情也是一样的，我们用自己的意志，强行地，试图把恐惧、忧虑和其他阴霾的思想埋葬在心里，就会反刍。所以，有些人在精神上出现了问题，有些人则在身体机能上出现了异样。

尤其是六七十岁，第一次得牛皮癣的病人，大多是因为情志因素。一位60多岁的老教授，年年体检结果都很好，身体非常健康，但就因为一个课题的原因，每天都处于精神紧张的状态，压力很大，常常在考虑还有哪些细节没有做好？如果出现问题应该怎么解决……结果没过多久就得了牛皮癣。像这种情况，即便每个月都体检也防不胜防。

人之所以需要信仰，也是在为自己寻求"心药"，心病最难医。

很多中医，明明方子没有问题，辨证也很准确，但是病人吃了药却没有效果，一方面是药材本身的质量原因，另一方面，就是医生没有全盘考虑到病人的生活环境，给予病人引导。病人没有意识到自己生活的环境及心态问题，从而有意识地去改变和调整，再好的药也只能治标。

因此，对于皮肤病病人来说，除了要寻求一位有责任心的医生帮助，自己也要了解到精神压力对这种病的影响，从而有意识地去调整自己的心理和情绪。

8. 牛皮癣遗传的是生活习惯

| 现实问题 |

牛皮癣尽管不传染，却表现出一定的遗传性。有机构做过调查，父母中有一个得牛皮癣，其子女发病率为18.4%；如果父母都有，子女的发病率则为50% ~ 60%。

但是说到遗传的问题，西方科学认为是DNA携带的遗传因子，导致一些疾病会遗传给子女。但是前面说到"高营养、冷生活"的时代模式，造成现代人多湿热、多阳虚的体质，是牛皮癣和众多疾病越见高发的主因。那么，所谓的遗传，是否可以理解为孩子在先天，已经受到父母体质的影响；后天，又延续了父母的致病性的饮食和生活习惯？只要体质改变或生活习惯改变，尽管孩子先天带有致病基因，也可以不发病？

| 刘辉解答 |

我们之前谈到，除非带有罕见的先天性皮肤疾病出生，任何孩子刚生下来，皮肤都像花瓣一样嫩滑，伴随着年龄增长，才开始出

现差异。这种情况，跟孩子出生后的喂养密切相关，而他是否携带了父母的皮肤病基因，只是后天发病的其中一个因素。

我们说本章开篇提到的孙皓，这是一个典型的湿热体质案例。来到我这里的时候，他已经放弃治疗了。他的妈妈就一直跟我介绍孙皓的情况。真是焦急万分。

父母心疼儿子，每顿饭菜都有鱼有肉。错了吗？感情上没错，可却是真的盲目了。这种情况，我不会称为遗传，也不是榛子和可乐的错，回放他的人生轨迹：第一阶段，儿时父母觉得孩子多补营养，才更健康，其实古人早有养儿警句"要想小儿安，常带三分饥和寒"；第二阶段，上大学之后，饮食毫无约束；第三阶段，上了班，在工作繁忙、压力大的情况下，仍然不调整饮食，不警惕这种作息不规律所带来的后果。经过这三个阶段，即使是家族里几代都没有牛皮癣的人，也有很大的患牛皮癣的可能，糖尿病就更是如此。

在临床上，有不少人会出现心脑血管疾病并发牛皮癣，糖尿病并发牛皮癣，甚至脑肿瘤并发牛皮癣。这也很符合我之前说到的，皮肤上的任何变化，都只是一个现象，警醒你去思考身体里究竟发生了什么？

因此不要过于担心遗传的问题，如果你已经是一个牛皮癣患者，那么有了孩子之后，从小的喂养就很关键，简单地说，要让孩子的饮食自然、少油腻。更不要乱补营养品。

小孩子能吃饭之后，做为父母，首先要检查自己的生活习惯，是不是过食了高营养物，是不是喜欢吹空调，或者吃凉的饭菜，喜欢冷饮等等。不要让这些生活习惯，再在孩子的生活中重复。而且，孩子小的时候，一定要让他/她保持充足的睡眠，注重养孩子的阳气。

另外，从小要注意孩子不伤脾，这一点非常重要，让孩子自然成长最为智慧。我们可曾见过风雨中的一棵小树身穿雨衣，培喂营养液？有什么妨碍了它长成了参天大树？反倒是风雨中愈见男儿本色。

中医认为，小儿灸身柱穴能防治百病。经常艾灸身柱穴，也是很好的补养阳气的方法。

9. 别轻易相信专家的话

| 现实问题 |

现实情况就是这样，许多年以来，在我们身边，人们口口相传，说银屑病不好治，中西医都是束手无策的。不然怎么会是世界难题？结果，有的人就破罐子破摔，有人甚至就自我封闭起来。然而，可不可以这样呢？一方面我们要尊重专家话语，另一方面不可妄自菲薄，因为对生命科学的探寻也包括我们每一个人的生活经验与感受，否则，我们今天的感觉本来是色彩多样的饱满春天，明天，在专家的口中就只有一个单调的花园了。

| 刘辉解答 |

不少大夫都会跟病人说，这个病我只能开点药让你先治治，可管不了去根儿。有时候就是开点消炎药或者激素药，管用一段时间，但一停药就犯了。犯了之后怎么办？他一看，这个小医院不行，那找大医院吧。找了省会城市的大医院，或者还是不行，再看哪个专家比较老，找哪个专家吧。有些专家一看，这个病啊，诊断

已经很明确了，我也只能给你开点药吧。病人焦急啊，就问，说大夫我这病能不能去根啊？大夫还是那句话，说你先吃着药，看看再说。他回去，吃了药，哎，吃着吃着也好了，可是药一停很快就犯了。慢慢地，他逐渐意识到这个病的严重性了，意识到这个病将要成为他终身的一个问题了。他就想了，哎呦，我这个病都找谁看了，他是最有名的专家，也没看好，说这病根本就去不了根了，治好了之后还是要犯……他逐渐就对这个病失去信心了，基本就是有点绝望了。

其实呢，在中医看来，这个病倒还不至于让病人那么绝望，银屑病它的确是一个世界级的疑难病，顽固是肯定的，这个是全世界公认的问题，任何一个方法，或任何一种药物，都不敢说一下就去根了，谁都不敢那么轻松地来面对这个问题。因为皮肤病表现在皮肤，却是整体的身体问题。但是，用中药治疗使临床症状消失，这个是肯定能做到的，最终治愈也是有可能的。我治愈过很多银屑病患者，最快的几个月，慢一些的就得半年左右，一年多的也有。

为什么世界卫生组织把银屑病定位为几大疑难病之一？我是这样认为的，因为这个病的难点不在治疗，关键有两点：一是病人在治疗过程中一定要配合大夫的要求，不管在哪里都得要配合调理；另一点就是临床症状消失之后呢，病人在生活的方方面面还一定要配合。前面我们说过了，体质的问题是一个根本的问题，改变体质，就要改变生活的方式，饮食结构等等，这就好比一个人喜欢酒后驾车，其实出事儿是早晚的事。疾病就是身体警察的黄牌警告，只有重视身体给出的信号，疾病才会远离你。

调体质，一个是饮食方面要注意，再一个别老着急上火，出汗后避免受风、受潮。还要防止重感冒。如果能把这些要求都做到了，复发的可能性就没有了。所以，你要求单在医疗这个层面就解决全部问题，是不可能的。

10. 忌口是50%的治愈希望

一名好的中医师，对病人来说，就是一根可靠的"拐棍儿"，在他的人生选择了一条错误的道路、受到伤害、站立不稳的时候，中医师用中药、针灸的方式，去支撑他的身体，将他导引到一个正确的方向，这就是中医所说的"扶正"。至于"祛邪"，是"扶正"之后的结果而已。

说到忌口，真是一件很艰难的事情，咱们想想，从小到大，甚至在娘胎里就养成了厚此薄彼的口味习惯，更何况十几年，几十年下来，一些根深蒂固的饮食习惯怎么"忌口"？有些人偏爱那一个食物，胃里就如同有小手在抓一般，由不得自己控制……

但是，换个角度来说，正是这些看似正常的习惯攒出了缠绵的皮肤病。

| 刘辉解答 |

的确是这样。我们先看字，一个"癣"字，"疒"字下边一条"鱼"，一只"羊"，意思是说，吃了"鱼虾"一类的海产和"羊肉"引发的病。我看过很多年纪很小的患者，都是农村来的，一问，自己家里有鱼塘，喜欢天天吃鱼，七八岁就得了白癜风，而且发展得很快。还有的银屑病患者一直生活在海边，海鲜从小吃到

大，没有一天不吃，甚至经常生吃。

其实，许多正规医院治疗银屑病都有自己的专业队伍，有专家教授，诊断肯定没问题。用药呢？每家医院用药虽然不完全一样，但治疗原则大致相同，很多中医专家都可以让患者的临床症状消失。可是，消失以后呢？为什么银屑病还会反复发作，顽固再现呢？关键在于治疗以后的事。

我和每一个病人都说过，你要治病，必须忌口，一定要忌口。还要每个人自己去感觉，然后自己去抉择。你做到这点要求了，就会有很好的疗效。可是有的人，吃了药，好了。好了之后呢？他该吃什么还吃什么。我觉得，关于疾病，关于健康，有很多细节问题需要大家自己体会和寻找，有本书叫《细节决定成败》，那是说人生事业的。但是对于疾病来说，一些细节极其重要，也能够决定成败。

中医认为：药食同源。生活中经常看得到的、吃得到的食物，都有自己的属性，或寒、或平、或热，你偏吃哪一味，长期下去都会出现体质的偏颇，甚至疾病。我总会反复和病人讲："忌口"不仅仅是口的问题，不仅仅是吃海鲜吃辣的问题，而是忌一切可能诱发你银屑病的因素，包括刮风、淋雨、熬夜、喝大酒……这一切的目地在于重新调节、塑造你的体质，才能使这个疾病在你的体内没有生存的空间，也就是不再复发。与其坚持不懈地寻找各式各样的大夫，不如坚持不懈地改造自己的体质。慢慢你会发现，发作时间短了，不那么严重了，发作间隔长了，渐渐不复发了。

有的病人自己观察，发现性生活后银屑病会加重，扩大、变红、发热、发痒、皮屑加厚，又不好意思问大夫，是不是跟性生活有关。其实，生活节制是关键，过度耗费精血，肝肾受影响很大。

银屑病得的时间长了，风、湿、热在体内交争，对正气是一种磨损，耗血伤阴，肝肾精血在一定程度上不可避免要受到亏耗。中医认为，性生活并不是单纯一方受到亏耗一方得到补益的事，从积极的角度来看，有规律的性生活是一种阴阳互补的方法，对于疏理肝气有一定帮助，关键还是一个度的把握。

曾经有一个牛皮癣病人让我印象深刻，他是什么偏方、激素都试过了，有些药，当时管用了，一停药就又犯。但这个人很聪明，最后他也不找医生了，干脆就自己研究中医。

后来，他把这条路走通了，不但获得行医资格，还开了中医诊所，他治好很多人的病，遗憾的是，自己的牛皮癣，还没有找到一个根治的方法。

我曾经在《中国皮肤科杂志》上发表过一篇关于治疗牛皮癣的论文，被他看到了，受到一些触动。不过像很多得了皮肤病的人一样，他是被骗怕了，就打算给我出些难题。他的姐姐，也有牛皮癣，他们家的牛皮癣是三代遗传，从他祖爷到他母亲，都有这个病。遗传类的疾病，往往是最让医生头疼的，感觉上辈传下来的，那肯定很难治好了。他就先把姐姐介绍到我这儿来治疗，后来又介绍了很多到他那儿看病的牛皮癣病人过来……

尽管他觉得我的理论很让他信服，但他对疗效不敢确信，后来我把这些人的牛皮癣真的全治好了。这个时候，他才露面。我记得当时也就为他治疗了五个月，他的牛皮癣就痊愈了！

还有些人，饮食素了，心却难"素"，为了升职，奖金，跟同事暗地里较劲，结果也得了这种病……

细节决定你得什么病！

可是医生又不可能放个监视器，去追踪病人正在做什么，然后马上发出警告。不知道有没有人细心观察过，能吃能睡的人，用俗话说都"没心没肺"，这人也不记仇，谁多说他两句，回家就忘了。有人会暗地里笑话这个人真傻。事实上，越是这样的人，就越少生病。来就诊的病人，吃了药后都有一个体会，能吃能睡了，精气神儿都有了，人一天比一天精神。说句玩笑话，我是通过我的药，让体内湿热过重、心事过重的人，重新变得"没心没肺"。我强调要严格忌口，有所吃有所不吃，他慢慢就觉得吃得香、睡得着，心里也没有乱七八糟的事了。

从我在临床上的治疗来说，治病的大法很简单，首先祛风止痒，宁心安神，只有心神安宁了，身体的自我恢复才能有序进行。其次健脾除湿，只有健脾祛湿，才能保证他吃得香。有了这两点，身心不适才不会消耗更多的正气，同时，通过良好的饮食和睡眠，也从另一个角度培补了阳气。过个半年一年的，皮肤病也慢慢消褪了。很多病人感谢我，有的十几年都没治好的牛皮癣病人，在病情越来越轻的时候，欢喜得痛哭失声，把我当成恩人。其实，我同样也要感谢我的病人，没有他们的配合和努力，也不会有这么好的结果。

如今，"病从口入"有了新解，入口的不是细菌和病毒，而是过于丰富的营养甚至是看不见的激素。对于大多数人来说，正是这些从口入体的物质，改变了体质，使身体成为了"培育"皮肤病或者重大疾病的土壤，也导致病情难愈，反复发作。因此，我总是不厌其烦地对我的病人说，忌口很重要，是你50%的治愈希望。

要忌什么呢？牛羊肉、驴肉、种猪肉、母猪肉、鲶鱼、泥鳅鱼及不带鳞的鱼，还有一切辛辣的食物等，包括酒类。在用药这段时间绝对不能吃，过了治疗期，原有的体质得到一定的改变，视情况少吃一些无妨，关键还是量。

附：牛皮癣食疗方案

有几道粥，对祛风除湿有很大帮助，建议牛皮癣病人常吃：

车前子薏米粥：车前子 15g、蚕砂 9g，分别装入棉布袋，扎紧袋口放入锅内，加适量水烧开半小时。取出布袋，原汤加入薏米 30g 熬粥。每天吃 1 次，10 天为一个疗程，能清热解毒、祛风利湿。

桂枝薏米粥：桂枝、牛膝各 9g，杜仲 18g，放入锅内，加适量水烧开半小时。去渣取汁，加入薏米 30g 熬粥。每天吃 1 次，10 天为一个疗程，能清热解毒，活血通络，祛风利湿，对关节型银屑病的帮助更大。

马齿苋粥：粳米 50g 和切碎的新鲜马齿苋 60g 放入锅中，加适量的水熬粥，煮至米将熟，放入适量红糖。每天吃 1~2 次，7~10 天为 1 个疗程，能凉血祛风。

生槐花粥：新鲜槐花（可自采）、土茯苓各 30g，加适量水烧开半小时，去渣取汁液，再加入粳米熬粥，粥将熟时，可加入适量红糖。每天吃 1 次，10 天为一个疗程，能清热凉血、祛风止痒。

续前话，雍正九年五月初四，雍正假借根由将刘裕铎发配西北，为期三年。而后，三年之期已到，却未闻及任何回京风声。

公元1735年，雍正驾崩，翌年，年仅二十五岁的乾隆帝登基。时有宁远将军查朗阿，送上一纸奏折为刘御医说情。乾隆在此奏折上御批"殊可怜悯"。

将军大喜，再奏："钦遵在案，查太医院革职御医刘裕铎，系雍正九年奉旨前往西北大营效力赎罪之员。自到营以来，凡有差遣，不辞劳苦、尽心竭力、加意医治，即酷暑严寒，不敢稍懈。在营在卡，满汉官兵，凡遇病症，刘裕铎医痊愈者独多，甚为出力。自备鞍马，军前效力，历今五载，已属力尽筋疲，实无力量行走，殊可怜悯。且与三年已满之恩诏相符，臣谨处实奏闻，可否宽免，令其回京……"

查朗阿乃康熙、雍正、乾隆三朝元老，内阁大学士。他的求情自有分量。

二十天后，乾隆降御旨："刘裕铎回太医院供职"。并授命太医院右院判，官居六品。

为何查朗阿愿意为刘裕铎求情？追溯前因，乃雍正五年，查朗阿赴西藏平定叛乱，入藏不久，不适气候变化，便得哮喘之症。寻医无数，却无人能去其根。在雍正授查朗阿之密折中，曾提及：可找刘裕铎。

回京之后，查朗阿果真前往刘府求助。刘御医断其病：因地域变化，身体未及调整，以致邪气入侵，脾肾阳虚，痰饮内阻。此乃病根。

拟方：人参、蛤蚧、贝母等三十多味药制成润肺散。查朗阿服之，一副止喘：两副止痰；十副过后，其病痊愈。

润肺散能健脾化痰、温肾纳气，一则祛体内之邪，二则扶养正气。

为人医者，焉能为病之表阻碍了"心眼"？欲求真相，除病之假象，天时、地理乃至细微末节，均需考虑，此乃大医精诚之根本。

白癜风，一场等待平息的"风争"

　　秦山有时候会想：如果我生来是个白人，情况是不是没那么糟糕？

　　高二那年暑假，学校提前补课，傍晚，他和同学打完篮球，跟往常一样在球场边就着水龙头洗了把脸，习惯性地把胳膊也冲了一下，一溜眼，看到左手手背上有一块小白斑，刮了一下，还在，揉了一会儿，也没消。天色暗下来，他去吃饭、自习，这事情也过去了。

　　秦山再注意到这块小白斑时，是一个月后了，那天的太阳很大，他骑车回家，晒了一路。回到家，顺手打开电视，妈妈走过来，看到他晒得发红的脖子上一抹白生生的，一摸，不是粘了什么，擦不掉。秦山猛想起手背上那小白斑，抬手细看，还在，指甲盖大小，白得很突兀。

　　可能是汗斑吧，他想起以前有同学说，运动完，出了汗，不要马上洗手洗脸，要不然会长汗斑。当然他是见过汗斑的，学校看门的大爷手臂上就有，七零八落地长着几块白斑，很难看，好像治不好。秦山脑子里一下子像过电一样，一阵紧张：是不是被看门的大爷传染了？

妈妈带他到医院去看，大夫说不是汗斑，是白癜风，很难治，要做好心理准备，唯一可以放心的是它不会传染，更不会死人。秦山悬着的心被浇了盆冷水，从头到脚冷冰冰：白癜风，不就是电线杆小广告上的顽疾吗？医生配了些药让他回去抹，还交待了一大堆忌口的要求。

秦山从此对皮肤的细微变化特别敏感，他的目光总是不自控地盯着手背的白斑看，心里发堵。擦药后，白斑并没有消，它有时变得没那么明显，有时却很刺眼。秦山想，它永远就这样子，我也忍了。但高三的春节后，他在肚皮上看到了第三块白斑，刹不住车地长到了巴掌大，手背的白斑，也跟着漫到了手腕，心里那种绝望，谁能明白。家里知道他是个凡事追求完美的人，心思重，着急也不敢多提起病的事。

他出门开始穿带领子的衣服，把长白斑的左手插在裤兜里，申请一个人坐，写字的时候不得已才伸手扶扶书，有人从旁边经过时，条件反射地把手往桌子下藏，更不再去打球。以前他是会举手回答问题的，现在，老师点名让他上去他也不上。大家都离他越来越远。

查了医书，在网络上求助，药换了一种又一种，吃药的时候也很注意忌口了，一直没好，右手胳膊上也开始有一块白斑。他不想放弃希望的，但现实是，自己的皮肤像一件从小摊上买来的衣服，一块块地掉色，谁能把它漂染回去？植皮？植得了一处，明天又在另一处冒出来了。

这病到底是打哪里来的？白癜风，白癜风，它就像风一样来了，会不会像风一样消失呢？秦山在心里嘲笑自己，什么希望？考大学有什么用，考上大学这病也治不好，一辈子，在左手背长出第一块白斑时已经宣告完结了。

1. 白癜风，被"风"吹走了血色

| 现实问题 |

有一种皮肤病，它在皮肤上呈现白色，来得莫名，来得轻悄，不痛不痒地蔓延，从指甲盖大小扩散到半个身子：额角、颈项、手背、肩臂、胸背、腰腹、外阴、腿脚……像是一瓶打翻的牛奶在皮下流淌，看似柔和却有攻城掠地的决绝。它不痛不痒，却触目惊心，皮肤成了一张黄白拼图。

只有得了白癜风的人，才明白被一层皮肤隔离了社会的心痛和绝望。

2009 年，流行乐世界级天王迈克尔·杰克逊，带着白人的皮肤离开了世界。这个一生充满谜团的男人，连皮肤的由黑到白，也成了一个谜。他到底是漂白，还是因为一种叫做"白癜风"的皮肤疾病？我们的身体内到底隐匿了一种什么力量，能让一个黑人，在长年发病后，变成了"白人"？

我们常常说一个人"气色好"，往往是说人的面色红润，精神状态好。要想气色好，首先必须保护气血的畅达，它们既是保证一个人健康生存的前提，也像画笔一样，所到之处，能为皮肤涂抹出"人面桃花"的色调。反之，气血到达不了的地方，皮肤就成了白色。

| 刘辉解答 |

我们可以先从现代医学对"白癜风"的研究来说。

关于"白癜风"的成因，现代医学尚"原因不明"，但经过临床观察认为：发病与情绪变化、生活压力等有关。在对局部皮肤做病理检查时，发现病人皮下黑色素细胞大量减少，有些人甚至消失。因此，现代医学有"黑色素细胞自毁"的说法。

时至今日，自毁原因还没有找到。

但是，我们不妨将黑色素，比喻为人体的"太阳黑子"，从而摸索出它消失的原因。我们国家的古人，是世界上最早发现太阳黑子的，《淮南子》中记载着：日有骏乌，月有蟾蜍。骏乌是一种黑色的鸟，其实就表示着古人发现了太阳中存在的黑点儿。

而太阳，可以说是地球气候的主宰，旭日东升，天就大亮；日头下沉，大地陷入黑暗；夏至，天气慢慢变热，是因为太阳移到北回归线，离我们最近；冬至，气温下降，是因为太阳移回了南回归线。一百多年以前，一位瑞士天文学家发现，黑子多的时候，地球气候干燥，农业丰收；黑子少，则气候湿润，暴雨成灾。黑子的活动周期大约是 11.2 年，人体血液中白血球的数目，也有 11 年一循环的周期性……

这种情况，我们可以做一个假设：黑子的多少和活跃程度，代表了太阳能量活跃度的强弱，以及对地球所赋予能量的高低。那么，当身体里的"黑子"——黑色素，减少甚至消失的时候，是否也意味着我们身体里的太阳能量不够了呢？

我们看太阳光照越强烈的地方，人们的皮肤颜色就越黑，因此，现在的黑人，不管身在哪个国家，绝大多数是非洲移民。

黑，科学的解释是身体为了防止被大环境中过强的紫外线晒伤，而自动做出的调整，这说明身体是可以自行调整的。这种调整，表面上看，基本不用通过"你"的同意。这似乎与暴晒会引起皮肤癌成为了悖论。也有人说，白癜风是过度暴晒引起的，我个人觉得白癜风的发病率跟过度照射一定有关系，这个度很值得重视。临床病人中，来自内蒙古的人很多，赤峰、呼伦贝尔、鄂尔多斯，这跟草原的环境和生活习惯脱不了关系，缺少树荫、长年曝晒，光照强烈。但是，为什么一样晒太阳，有的人没事呢？码头搬运工天天日晒雨淋的，也没有全得上白癜风。问题还在于得这个皮肤病的人的体质内核。

肤色能够"自我调整"，可以理解为人体的"黑子"与太阳黑子相呼应的结果，也就是说，太阳黑子多的时候，人体的"黑子"也要受到影响。

当太阳普照众生的时候，为什么大多数人能和太阳的节律保持一致，而有些人，身体里的"黑子"却减少了？中医，归因于风。

《医宗金鉴》说到白癜风的问题，提到："此证自面及颈项，肉色忽然变白，状类斑点，并不痒痛。由风邪相搏于皮肤，致令气血失和。"再早一些可以推到《内经》中所说的"风气藏在皮肤之间，内不得通，外不得泄"。

大自然中，每时每刻都有"风"，风，或可称为天地的信使。微风来了，灰尘等轻物被吹走了；飓风来了，"灰飞烟灭"，房子、树都给吹跑了。那么，风跑到在身体里"吹"跑了什么呢？在中医来说，就是气血。《内经》有言：血脱者，色白，夭然不泽。

在临床上，肤色偏黑的人更易出现白癜风，我们国家白癜风的发病率在2%~4%之间，比非洲的低，比欧美的高。而且，肤色深的人，白斑也相对明显。这种情况，就像是越黑的布，掉一粒灰尘上去就越明显。

不同的中医，对白癜风的辨证角度也不同，有的人断为气血瘀滞，有的人断为肝肾不足……其实，活血化瘀，补肝益肾，只要能治好这个病，就都没有问题。因为，根本的大法，就是让气血重新充足、通畅起来，让得不到气血营养而变白的皮肤，慢慢恢复"血色"。

但是，这种病的治病时机很重要，咱们总不能在"微风"刚起的时候，忽视不管，等"风暴"席卷而来，"吹"掉的肤色面积越来越大了，才去治疗它。

应该如何让治疗呢？《医宗金鉴》对白癜风的治疗，给出了很好的方案："初服浮萍丸，次服苍耳膏；外以穿山甲片先刮患处，至燥痛，取鳗鱼脂，日三涂之。"

浮萍丸：浮萍是书中所记载的"紫背浮萍"，名字非常有诗意，说的就是浮萍中的一种紫萍。方中记载：取大者洗净，晒干。研细末，炼蜜为丸，如弹子大。每服1丸，豆淋酒送下。豆淋酒是《本草纲目》中记载的一味中药，将黑豆炒焦，用三升好酒淋上；或大豆炒到半熟，粗捣、筛、蒸、放人盆中，以酒淋之。泡上一周，去豆取酒。

单是"豆淋酒"，就是很好的破血祛风药，加上浮萍，祛风解毒的效果更好。适宜治疗初起的白癜风：刚刚自面及颈项出现白色斑点，没有痛痒的感觉。

这味药，味辛气寒，轻清入肺，服后汗出，与麻黄功效相近。除了能治白癜风，对麻风、头风、花斑癣、荨麻疹都有治疗效果。

苍耳膏：连根带叶的鲜苍耳50～70斤。洗净，切碎，入大锅内，煮烂取汁，用纱布或棉布过滤，再熬成膏，放在瓷罐里。服时，最好别用铁器，选择木匙，挑1匙，黄酒送服。有的人，服后可能在有白斑的地方，会出豆粒状的痘子，这是风毒。将针用火烤后，刺破痘子，毒汁散尽，自愈。更能治风湿，四肢拘挛及一切疮疹。服药期间忌猪肉。

外治法：像刮痧一样，用穿山甲片刮患处，感觉到热痛，再抹上鳗鱼脂。

2. 白癜风，皮肤上面的"盐碱地"

| 现实问题 |

我们一般人是怎么看待"白色"的？苍白、纯白，有一种单纯、脆弱的感觉。而古人们经过长期的观察，提出了五色的观点："夫精明五色者，赤欲如帛裹朱，不欲如赭；白欲如鹅羽，不欲如盐；青欲如苍璧之泽，不欲如蓝；黄欲如罗裹雄黄，不欲如黄土；黑欲如重漆，不欲如地苍，皆以明润为贵也。"头发的黑色、眼白和牙齿的白色、口唇和脸颊的红色、黑眼珠的幽青、皮肤的黄色都有一个共同的"生机"征兆：明润。也就是明亮有光泽，美好而含蓄，不能是暴露的、直生生的、扎眼的。

而白癜风所表现出来的褪了色的皮肤，没有了明润的生命色彩。它所表现出来的枯白，和盐碱地因为板结出现的斑驳，特别相似。人们对盐碱地想过很多办法：清理"生病"的土壤，添加新土；用大量的水灌溉，试图冲掉碱性成分……事实证明都没有效果，因为大地深层的循环结构已经遭到了破坏。

难道白癜风就是身体的"盐碱地"吗？所以用遮盖霜，甚至植皮，都不是根治的办法。唯有通过调整身体的机能，重新建立秩序，才能让"白皮肤"恢复生机。

现代医学对"白癜风"有很多弥补性的治疗，比如照射窄波UVB 或 UVA；抹激素、擦过氧化氢酶霜，促进黑色素细胞生长，抑制它的进一步脱失；移植正常皮肤，把黑色素细胞"种"起来；或者涂美容用的遮盖霜。可这些疗效不一定好，照射的，有些人长水疱，抹激素的，长期用身体受不了，移植的，黑色素细胞还会再流失……

现代医学的优势本来就在于靶向性治疗，对于病因不明的，也就是说，找不到靶的，不能有的放矢，疗效很难有保证。惟一明确的是什么呢？皮肤变白了，西医检查说黑色素细胞减少了，甚至没了，但这是原因吗？这只是变现出来的一个"症"，就好比说一个人生气了，暴跳如雷，在旁观者看来，这也是症，可是他为什么生气，还需要深入了解一番。又好比一个人得了斑秃，你检查一下，说你毛囊里没长头发，怎么办？种一点头发，或者给头皮堆肥，让它长起来。这解决问题吗？也许对于一些外伤性疾病还管用，但总体来看，疾病往往没有这么简单。

2007 年，媒体曾报道过一位著名导演的病情，当时他的白斑主要分布在左手和脖子上，最近再看报道，他的面部和脖子上遍布斑驳的大片白斑，看上去憔悴、苍老了许多。而且，穿戴得比以前更加"严密"，出现在公共场合时，总少不了用一顶棒球帽来"武装"自己。看到这样的报道，我心里感觉很遗憾，遗憾的是大家在白癜风早期放弃了治疗。

事实也的确如此，来我这里就诊的白癜风患者大多"严包密裹"。为了遮挡白斑，他们会借助一切道具——帽子、围巾、手套，夏天还穿着长衣长裤……往往是刚一走进诊室就掉眼泪。先患白癜风后患抑郁症的人不在少数。患者的心理压力是普通人难以想象的。

很多人是在无意中发现白斑的，有的人在脸上，有的人在手背上，在腿脚上，甚至在难言的私处。远看上去，白斑就像脱皮后新生的肉芽，生白生白的，有些边界像弥漫的水痕，有些像刀切过一样整齐，周围的皮肤发暗。阴天里白斑不太明显，晒了太阳就发痒，发痛。在有些人身上，白斑东一块西一块地散发，有些人则看着它从指甲盖大小长遍半身，再也不敢出门。为什么莫名其妙就得了这样的病？亲人会不会被传染？孩子会不会再受这样的苦？如果这些问题早些想到的话，也许情况也不会太糟糕。

有很多病人一来就跟我说：刘大夫，你能治吗，不能治我就去植皮。我跟他说，你新植上一块皮肤，还是长在你的身体上，还要依靠原有的"供养"系统，来维持这块皮肤的正常循环。可是你的内机能已经出现问题，就算你全身都植上新皮肤，哪个医生敢担保，过了几年，这些新的皮肤不会又变白呢？病人很焦急，就问：那怎么办，还能治好吗？治不好我就去死了，活着太没有意思。我说你皮肤"死"了，我能给你救回来；但是人没了，我可就没办法了。

怎么救呢？第一要祛风，把捣乱分子先解决掉，别让它再"吹散"更多的气血；然后就是扶正，唯有正气在，才能将气血送达全身。

刚才说到《内经》中关于五色的话题，对于白色，书中还有一句"白为寒"。很简单，大地冰封，一片素白的时候，冬天就到了，因此，白色往往是冷清和了无生机的代表色。此时，大地的阳气，也回归到地下。这样看来，盐碱地的"白"，也可以说是它"阳虚"的表现，说明土地进入了永久的"冬天"。

按照这个思路，白癜风病人，需要给自己的"盐碱地"种向日葵，当然不是物质上的，而是为身体播种"阳力"。对治疗有帮助。补阳力的关键在中魁穴，它在两手中指背侧，第二指关节中点，握拳时，中指关节的顶端。

古代说"高中魁元"，意思是说考科举中了榜首。中魁穴的"中"，是"正"的意思，气血运行路线是大肠正经；魁，首也，因为此穴中的气血物质为阳热之气。中魁，这名字告诉我们，对这个穴位的刺激，能够为大肠经输送阳热之气。肺与大肠为表里，这个方法对肺气的通达也有益。

这个时候用艾灸，是最好的方法，用艾炷的话，每次点 5～10 壮；用艾条的话每次灸半小时以上。平时，也可以经常曲起中指，敲敲桌子、椅子扶手或其他物体，或将两手的中指关节对扣，都能起到相应的按摩作用。

3. "白必克"：取水生木，补肝益肾

| 现实问题 |

一位气愤的奶奶说：小宝的白癜风是输液输出来的！他 4 岁的时候，有一次感冒，发烧，在医院里就喘起来了，医生说是哮喘，要打激素，孩子一直哭闹，没办法扎手针，就从头上输液，就在右边的额头角，输了三次，烧退了，不喘了，后脑勺到脖子这一溜儿就开始长白斑，头皮白的地方，那头发长出来也是白的！治了三年还没好，小朋友不愿意跟他玩，小宝一个人玩玩具，都不怎么出家门，经常一个人自言自语，看得我们好心痛。

一个 25 岁的女孩子，手上突然出现了白癜风，当时她正陷于失恋的痛苦中。过了几个月，女孩走出了失恋的阴影，恢复了正常的生活，手上的白斑也悄无声息地消失了，这期间她并没有采取任何治疗措施。相信还有很多细心的人，发现自己的皮肤也发生过类似的变化。

这是否意味着白癜风与不良情绪关系暧昧？

| 刘辉解答 |

这是肯定的。任何疾病都与坏情绪密切相关。生活中也确实有人对白癜风不太在乎，"藐视"它，一段时间后反而自然消退，不治而愈。临床中，有些病人情绪控制得好，病情就控制得好，反之病情就会加重。思想上的重压，使本来小面积、散在的白斑面积扩大，甚至泛发，这样的病例在临床上屡见不鲜。

有人研究认为：白癜风是一种免疫亢进状态，或者叫免疫紊乱，也就是说人体自身防御系统不认识黑色素细胞，把黑色素细胞当成敌人杀死了，于是造成皮肤色素缺失。而且不少人的白癜风其实是从湿疹发展过来的。如果孩子患有严重的湿疹，湿疹部位颜色发白了，千万别掉以轻心。

现代医学认为精神创伤、用脑过度、思想紧张等原因，都可能诱发白癜风，按照这种思路反推回去，在白斑尚少的阶段，及时发现，通过情绪的调整，很多人都能够阻止病情的蔓延。也就是说，白癜风并没有小广告说的那样可怕，关键在于，我们要学会对自己的生活习惯以及身体迹象，进行经常性的核查、搜索，甚至能够找到连大夫都找不到的发病原因。比如，还有一些白癜风的发生与外伤有关，在外伤后 3 个月到半年，如果疤痕处的颜色还没有恢复正常，呈白色，尤其是口角、眼周等部位，就要特别小心。

早期发现，用正确的方法调整身心状态，同时，通过药物或经络来调节肝气，应该说是一条有效的捷径。

其实我们可以换一个角度思考，看看一些气血亏虚的病人，大多是面色发白、口唇暗淡的。长期得病的人呢，面色还会有点发青、发暗，说明气血不足，血行不畅，像河水枯槁淤滞了。白癜风的白斑，那更是生白生白的，你看一眼就明白那是什么感觉，确实是很扎眼的，那是"毫无血色"的表现，这一块区域的气血不到了，气血不灌溉这一片皮肤了。为什么会这样呢？一个可能是气血不足，经络有血瘀阻滞了；另一个可能是皮肤对外邪抵御不了，湿、热、寒等邪气被风邪挟杂着，四处走窜，居无定处，停留在哪里，哪里的气血就过不来了。这是最直观的理解了。

白癜风在中医学中又名"白驳风"，辨证分为气滞血瘀、肝肾不足等证型，要以活血化瘀、滋养肝肾等方法治疗，但这都不是一时半会儿就能实现的，白癜风病人首先要理解并接受治病疗程较长的事实。白癜风在我祖上那个年代，并不少见，所以爷爷在祖辈治疗皮肤病的理论基础上，研制了白必克，治愈了很多这样的患者。我相信祖上对皮肤病的认识，也赞叹爷爷的组方思路。他认为白癜风的发病原因，是先天禀赋不足、肝肾阴虚、气血失调、风寒湿侵袭所致，处方战略着重于补肝益肾。在五行中，肾属水，肝属木，补肝益肾，取水能生木之意。中国的传统文化讲究一年之际在于春，是因为春天含有"生"之意，树木绿意盎然，生机无限。能以此来增加身体的浩然正气。

我在临床上观察，发现很多白癜风病人病情发作、白斑扩散的高峰期，一般都是在承受巨大精神压力、心理压力的阶段，比如高考、熬夜赶项目、失去亲人等紧急状况前后……

很多病人，他走了很多家医院，也试了几十种药物，中医、现代医学的都有，结果自己都成了半个大夫，多少知道人的情绪好坏会影响到肝脏的功能，但是他还没有把现代医学里解剖学的"肝"，与中医所说的"肝"区分开。有的人会问："我得过乙肝，是不是因为我的肝不好了，才得了白癜风？"两者之间，不能说没有关系。只能说，两种疾病，就像两棵长在一片土壤中的树，尽管一棵是桃树、一棵是李树，但是生长的水土都一样。因此，我帮助你把白癜风治好，把水土调好，有可能肝炎也好了。

话说回来，中医的肝是指什么呢？中医认为，肝为将军之官，谋略出焉。意思就是说出谋划策的事儿，都要消耗这儿的气血。现在很多人压力大，得各种病，不只是因为思虑过度伤了脾，同时脑子里总在运筹帷幄，对肝的气血也是很大的消耗。肝又有藏血的功能，因此很多人认为肝是藏血的仓库。但我认为，仓库是没有生命的，不如说它是"血库"的"库管"。因为除了有藏血功能，它也能够生血、摄血。也就是说，这个"库管"，不但要很好的收藏血液，还要适时地调来"库存"，并且还得负责"出库"使用。

所谓：气有余入肝生血；血有余入肾生精；精有余入骨生髓……环环相扣，生生不息，才能形成一个健康的内循环系统，成就一个健康人。

4. 治愈白癜风，开心最重要

| 现实问题 |

关于疏养肝气，有一个瑜伽动作，特别适合女性做：平躺，双臂

展开，左腿屈膝，脚心踩在右腿的膝盖上，注意两肩保持着地，身体用腰部带动，向右侧转身，直到屈起的左腿内侧，贴到地面为止。此时，左侧的上半身是伸展的，这个时候，除了保持缓慢的呼吸，可以用右手中间三指，从腋窝开始，沿着外侧胸缘点按。大概做10个呼吸左右的按摩，反方向重复。按的时候会发现很痛，但是可以忍受。这里就是肝经所经过的地方。经常做一下这个动作，不但很好地疏泄了肝气，还能治疗乳腺增生，预防乳腺癌。

│刘辉解答│

这个动作当然男士们也可以做，也有很好的疏肝效果，但鉴于男士更喜欢直接、简洁的方法，可以用圆珠笔来梳理肝经。

疏肝法，没有一个特定的使用人群，谁都可以用，白癜风病人更要用，不管是不是因为情绪的起伏而引起的发病。

面对白癜风，有的人心态很好，有病人跟我玩笑，说：这下好了，咱也有欧美范儿了。这样的病人，我帮助治疗起来更容易，着重于祛风，扶正；还有相当一部分病人，由于家里发生了重大事情，或者压力太大，才发了这个病，发病之后，整个人又极端自卑，连门儿都不愿意出，每天都感到很沮丧，这个时候，除了要扶正、祛风，兼顾调肝就格外重要，没事儿还要多和他聊天，让他变得积极乐观起来。

不少人在治疗过程中发现，高兴那段儿时间，白斑控制得很好，不扩大，色素包围圈明显了，白斑中间的红点也增多了，这都是气血赶来"救援"的迹象；情绪不好，白斑加重。有个母亲带孩子来看病，说："怎么孩子不能骂呀？一骂他，病就犯得更厉害！"

其实说实话，身体是你自己的，我可以治好你，甚至很多人可

揭开皮肤﹃病﹄的真相

以不复发，但前提是你得"自救"！开方治病是次要的，关键要把心门打开，彻底丢掉这些顾虑，精神压力没有了，心情开朗了，治起病来好得更快。

经过白癜风的发病、治疗和痊愈这样一个生命历程，你会比平常人更懂得珍惜健康和生命，懂得怎样宽心地对待疾病和生死，平添了多少智慧！

5. 迁徙后，你调整生活方式了吗?

| 现实问题 |

得了皮肤病的人，最担心遗传，不希望孩子步自己的后尘。但是，很多人认为遗传因素是白癜风发病的原因之一，我们能否"绕行"，避过遗传?

| 刘辉解答 |

其实大多数白癜风病人，祖上，几代人都没这样的病史，说明它的遗传率很小，按照统计数据来看，仅占全部发病人群的4%。即使祖辈、父母、兄弟姐妹里有人得过这个病，并不意味着你的孩子也会得。而且，这是一种绝对不会传染的皮肤病。

但是有一些现象需要我们关注：临床上内蒙一带的赤峰、呼伦贝尔、鄂尔多斯等地区，发病人群要更密集；另外，有不少病人，夫妻双方都有白癜风，孩子在目前看来很健康。

这两种现象给我们一个什么提示？即使从遗传学的角度来讲，白癜风是遗传率很低的一种皮肤病，但是，我们不能忽略大的环境因素所带来的"地域种族遗传"、"生活习惯遗传"等。

之前已经说到，内蒙人各类皮肤病的发病率都较高。这与他们所生活的地域、生态环境和生活习惯脱不了关系：嗜吃肉食、光照强烈、多风少湿。从现代科学的角度，可以说内蒙人皮肤病的高发，与紫外线辐射有关，但仅仅是这一个原因吗？

我认为，任何疾病的发病，都有一个主要因素，它和其他综合因素共同作用，引发疾病。

蒙古族的人，与平原地区的人相比皮肤要粗糙很多，甚至"坚实"很多，更不要说跟南方人的"吹弹可破"相比。这种皮肤，是上天所赐予的，最适宜草原气候的"保护层"。同时，也是最利于身体向外排解"毒素"的通道。

内蒙古人喜欢肉食，尤其是半熟的肉食，肉食是生痰湿的高热量食物，这些高热量需要大量运动才能消耗和排解出去。为什么要排毒？吃进去的东西，没地方出来，留在身体里就成了毒。但是内蒙古现在也在不断进行现代化建设，很多人从帐篷住进了楼房，不可能再像过去一样，"跃马挥鞭逐鹿去，青梅煮酒论英雄"。等于在原地完成了一次"迁徙之途"，人为地改变了生存环境。而在当地人没有改变饮食习惯的情况下，多风、干燥的天气，更加不利于身体的排湿、排热。

这就说明一点，当自然界条件无法改变，社会环境又在不断变化时，就需要通过对自己生活习惯和饮食习惯的调整，促成体质的转变，来重新适应。因此，来我这儿看病的内蒙古人，尽管很不适应，但是我会叮嘱他一定不能再过多地吃肉，一定要多运动，而且，在运动的时候，穿严实点，别让风从毛孔钻进身体里，加重病情。

这也是更多现代人，应该逐渐意识到的问题，适时、适地调整生活方式，是现代社会，最根本的防病、养生之道。否则，就算老祖宗有再多养生、治病的好方法，用在很多人的身上，也收效甚微。

上面说到的那对白癜风夫妻，也是同样的道理。在这对夫妻都发病的时候，他们首先要考虑到的，是什么原因造成了这种结果。不是所谓的家族遗传，而是原有的生活和饮食结构导致的。那么他们的小孩子即使现在是健康的，在夫妻两人共同的生活观影响下，谁又能保证将来不会得白癜风呢？那时候可能又有医生告诉他们：你们这属于父母基因对孩子的遗传。这就是一种误导，将来孩子的孩子，同样没办法阻止发病。

不只白癜风，任何皮肤病、任何疾病的遗传，都首先是以这种"生活方式遗传"为基础的。

6. 三个周期治好白癜风

| 现实问题 |

白癜风这些白斑看着好像是突然爆发的，但除了一些明显的外伤刺激，比如暴晒、输液、药物反应等，更多人找不到发病原因，觉得这病莫名其妙就犯了。实际不是这么回事，任何疾病的发生都是有原因的，你要回头去看，细细地捋一下你的生活方式，你的家庭，甚至你家族的生活方式，有哪些小习惯和别人家特别不一样的？观察很重要，平和地观察和审视自己，是不是爱吃辣的？是不是大中午出去都没留神过遮阳？是不是心里老装着什么事放不下？

　　长期积累的一些原因到今天结出果儿了，要逆转回去，当然不是一两天、一两个月的事情！耐心很重要，千万别着急得昏了头脑，去迷信什么灵丹妙药。在临床上来看，有些病人皮肤病的病根比较深，治疗需以一个月为 1 个疗程，一般服药 5~6 个疗程左右，各人情况还有不同，有的短些，有的还要视病情延长服药时间。在每年的春秋季节，病情容易反复，还应提前一段时间把预防的药吃上，防止复发。

　　从我的临床上来看，白癜风的发展分为三个阶段：进行期、稳定期和好转期。

　　进行期，也就是疾病的发展期，白斑继续增多，一开始冒出来的白斑在蔓延，逐渐向周围正常皮肤扩散，边界模糊不清，局部时有痒感。

　　稳定期，病情不再发展，白斑面积不再扩大，边界逐渐清晰，边缘的色素加深，形成一个明显的黑色素包围圈。

　　好转期，白斑边界清楚，边缘色素继续加深，由色素圈形成色素带，逐渐向白斑中央渗入，使白斑内缩，中间的毛孔周围散在出现岛屿状的色素区。白斑的数量减少，最后消失。

　　在服药治疗期间，有些病人会出现病情反弹的现象——白斑反而比来治的时候增大许多。其实这是药物在体内的一个反应，是风邪在往外排的一个表现。我们在治疗银屑病、湿疹这类疾病的时候，反弹现象出现得最多。为什么会这样？其实皮肤上长东西，就是在告诉你，里面有东西想出来，但通道不够，因此都"堵"在那儿了。我们医生要做的，是帮助"疏散"，让堵在里面出不来的

"毒素"，通过很好的调节，能够全部从皮肤上排出来。同时，再调整体质，改善"土壤"，以后就不会出现这种情况了。

那么白癜风，要排出来的，首先就是风。这就好比我的药，让一座城堡的大门敞开了，一瞬间狂风四起，看上去很惊人，但等到这阵风刮过之后，风平浪静了，新的环境就产生了。这才是彻底的治疗。

因此，从我的角度来说，用中医治疗白癜风，临床治愈一般需要半年以上，具体情况还要视个人的病况和体质而定。有些人说治好一个白癜风只用几十天，也许真的有高人能把症状消灭，但要说能从根本上治理，我不敢苟同。

有些患者为了治病，不管有效没效，不惜遍尝所有"治白"药物，甚至是来历不明的"偏方"，反而把本来健康的身体吃出一身病来。

一位在白癜风论坛上的患者，称自己"快成一部试药机器了"，为了治好白癜风，不管是外用的药，还是内服的药，他在几年的时间里，都试了个遍。他曾经用过一种广告称很灵的外擦剂，腐蚀性很强。结果脸上的白癜风没治好，反而在左鼻翼处留了个疤痕……半年后，这个患者突然感觉排尿出现了问题，一查才知道肾功能已经受到了损害。

特别要注意的是：春秋这两个季节要提前吃点预防巩固药。春天万物复苏，却也是老病复发的一个季节，春风吹又生的疾病很多，气血在这个季节的生发比较活跃，蛰伏了一个冬天的邪气也随着气血的运行而蠢蠢欲动。我常常开玩笑说：一年里，有两个季节是皮肤通过"开关门"来调节体内环境的。秋天则是秋风起，秋天的气温变化大，早晚温差大，阳气的出入和调动比较频繁，邪气也伺机而动了。

平时也要学会观察风的迹象，躲着它，尤其要保护裸露在外的皮肤，一旦受了风邪，很容易复发。还要预防感冒、发烧，避开极端天气和环境，大中午别出去晒太阳，早晚的阳光要好一些，光线比较柔和；暴雨、太寒冷的天气都不要外出。

对身体的保养，应该像对孩子的呵护一样，不能太热，不能太冷；不能太饿，不能太饱。唯有这样的细心，才是各种病最终治愈的希望。

7. 生病不忌口，坏了大夫手

| 现实问题 |

自古食药同源，对于身体平衡已经出现偏颇的人来说，吃什么、吃多少都该好好讲究。治疗同时要结合饮食的调理，毕竟吃药吃一时，吃饭吃一世，发挥好食疗的作用，能让身体和皮肤的康复都事半功倍。

对于白癜风病人来说，哪些食物不能吃，哪些食物是有利于缓解病情的？

| 刘辉解答 |

我经常跟病人开玩笑，你在我这里抓药相对会贵一些，因为一些棘手的皮肤病，需要特殊炮制的药物。而且，开方以后，我们都会强调忌口。为什么？就是最大限度地保证药效。

我见过很多人是，给他停了两天药，他就使劲地吃牛羊肉，他认为吃药的时候不能吃这些，会影响药效；不吃药就不用忌口了。

后来又给他开药的时候，他就问我这回吃药还得忌口吗？我说你完全进入误区了，你就以为是我的药得忌口，其实是你的病得忌口，这样的人真不少。甚至一些大夫也没搞明白，需要忌口的，是疾病或者偏颇的体质，而不是药物跟什么东西犯冲！我们可以把它换一个说法，就是不要给病邪增加"兵力"！

忌口，辨证饮食可以很简单地理解，就说你这个人长的什么样子，适合穿什么样的衣服，适合什么样的色彩，饮食也是一样，它也跟你的体质有关，这一类的适合可以多吃点，那一类的少吃，或者干脆不要吃、不能碰。像胃病，不是说治胃病的药不能吃辛、辣、凉，而是胃病本身就不能吃生的、辣的、凉的食物。

在我们的临床中，有不少病人，本来整个治疗效果很好，但是喝了一顿羊肉汤，紧接着病情加重了，来势更加凶猛。

从忌口的问题，我们可以引发出一个辨证饮食的问题。比方说吃维生素 C 对人有好处，但是白癜风的病人本身维 C 可能就多一些，你再吃西红柿、猕猴桃等这些富含维 C 的食物可能会使病情加重，因为维 C 在体内可以减少黑色素。

平常人没有白癜风这个病，维 C 是可以吃的，牛羊肉、辣椒什么的也是完全可以吃的，吃的东西是引不起这个病来的，好比风本身引不起火，如果不是先有一个火种，刮多大的风，都不会失火。但是，如果你的体质易患这个病，或者说已经得了这个病，再吃这个东西就好比失火了以后，你再刮一点风，它就会火借风势、风借火力，越刮越猛了，简直就是火上浇油、雪上加霜的自杀行为了，千万别纵容自己的口腹之欲。

俗话说："吃药不忌口，坏了大夫手。"其实是"生病不忌口，坏了大夫手。"

很多人对忌口不重视，非常不重视，作为大夫，如果只管给你开方，跟你说，回去吃药吧。这是不合格的大夫！如果大夫一再强调治病调理期间要忌口，那他是用了心的，因为忌口在某种程度上来说，比吃药还要重要。如果时不时犯馋，看到"小肥羊"火锅就管不住腿，看到香辣"水煮鱼"就管不住嘴；又犯懒，三天两头泡个方便面对付，那么这个病到头来治不好，就是自身的问题。

我有时在临床上看到因为不忌口而反复发病、又自怨自怜的病人，都觉得好心痛，真想把这些流行食品都消灭掉，让大家在养病的时候能保证只吃清清爽爽的东西。

为什么忌口那么重要呢？患皮肤病的人，身体的变化就像走上了一条歧路，原有的生活方式是推波助澜的惯性，你再往前走，病只能越来越重，要想让体质扭转的力度够大，忌口是必须做到的，就好比是换了一种全新的生活方式，将体内的天地好好清扫一番。体质状况是疾病生活的大环境，如果淤滞活通了，虚损的气血补充进来了，身体的自卫能力便会有所提高，一派青山绿水的，外邪、风寒湿失去了寄托之所，疾病这等腐物从哪里来？

这些道理其实都是相通的，古代还有孟母三迁的典故，孩子无心向学，换一个环境，培养起他爱看书、爱学习、爱思考的习惯，再往后，他自然而然就往求学的路走了。健康的身体也像孩子一样需要培养。你且得有耐心，让他"上道"了才能松手。

皮肤病，真的需要病人和大夫一起来努力才能治愈。

忌口期限，至少要持续治愈后的半年至一年时间，或者听从医生的嘱咐。那么，具体要忌哪些食物呢？

我们先说羊肉，闻起来膻臊的羊肉，要想做得好吃的，得放不少香料，孜然、辣椒、五香粉，炖汤的还要放不少中药材，像淫羊藿、党参、当归，才能把膻臊味盖过去，或者解掉。在中医的四气五味分类中，羊肉是甘温的，多吃会生热、生风，膻臊之气很能走窜，白癜风患者呢，体内本来就有一个风邪，好不容易吃药平息下来，再吃羊肉，热动阳气，又把风邪煽起来了。

肥肉呢，滋腻留邪，在活血祛风的治疗过程中，它给邪气提供了一个避难所，没有清除邪气就补益肝肾的话，邪气就像星星之火，反而会壮大起来。

海产品是咸腥的，入血分，鱼虾最是要忌，一般人多吃都会生火生痰，皮肤病病人尤其怕海产品"发风"。现在城市里供应的鱼虾，在饲养过程中少不了投喂一些药品，身体免疫能力不够强的人还是不要吃的好。很多小患者，都是从农村来的，自己家里有鱼塘，每天吃鱼，七八岁就得了白癜风，而且发展得很快。

除了以上三种碰都不要碰的食物，还有猕猴桃、李子、山楂、鲜枣、杨梅、樱桃、柚子、菠菜等富含维生素 C 的食物，药物最好也少吃，不是谁都适合补充维生素及蛋白之类的营养的。维生素 C 会影响黑色素细胞的生成。用中医学的理论分析这个观点，关键是少吃"酸"味的食物，酸主收引，不利于祛邪。

其他的，一些刺激性食品要少吃，像酒、辣椒、生葱，对皮肤和粘膜都不好，也就是说，很伤表皮，很动气。

另外，我的祖上刘裕铎，曾针对白癜风病人提出一些日常的保健方法，非常简单，但很有效。比如说，他提倡用铜制器具吃饭，以此增加微量元素摄入的机会；主张多吃新鲜蔬菜，特别是富含叶绿素的"绿叶菜"，菠菜除外。青色入肝、养肝，青绿的蔬菜能清肠、醒肝，是补肝的基础。

我们国家从古代开始，就流行"以形补形"，因此，猪肝被认为是重要的补肝食物。建议大家多买一些绿色养殖的猪肝，尽可能避免摄入动物饲料中含有的激素。吃肝脏要仔细挑，变色、有结节的肝脏是有病变的，千万不要买来吃，老人说这种猪肝"肝色变黑，狗亦不食"，连狗都知道不能吃，这个要特别注意，别反而补出问题了。

平时可以熬一些猪肝瘦肉粥来喝，这个粥很简单，但是在治疗各种血液病时，可用来做药引，辅助药物发挥更好的作用。

中医讲黑色入肾，像黑芝麻、黑豆、黑木耳、黑米……都是很好的益肾食物选择。这些黑色的作物，大多数是植物的种子，食用它们，相当于用种子的强大生命力，来扶助人的生命力。

8. 别让白斑长在心灵里

| 现实问题 |

面对白癜风，人和人的心态是不同的，有的人整个脸都被白斑覆盖了，他觉得还挺好，显得很年轻呢。有的人不在意，不管它，任其发展。虽然说大晴天挺痛苦的，你想，他脸上全白了，出去被晒一下就受不了，晒完了，脸上特别红、痒，而且很快出泡，这是晒伤了，但是呢，他在阴天里快乐。就是心态好。这样的人值得我们学习。

| 刘辉解答 |

虽然说白癜风这个病不痛不痒，可是，它影响了很多人的人生。出门去，要忍受别人异样的目光，忍受别人厌恶的神情，接受自己就是被疏远、就是被无形中排斥的事实，这种压力时刻都提醒

揭开皮肤 ︰ 病 ︰ 的真相

着你：你和别人不同，像一场瘟疫。所以说，这种病是需要治疗的，是有法可治的，我们治疗过的一些患者，有的人的白斑面积超过了身体的一半，不论白斑的大小，其实治疗方法都一样，只是治疗面积大的花的时间比较长。有可能会治疗半年到两年，有很多人坚持不了。

对这些白斑，有些人不在乎，有些人是很痛苦的，很多五六十岁的人来治病，有的人跟我开玩笑说，说他们的回头率太高了。多愁啊，到哪里都愁！去很多地方治了，每次都抱着很大希望，但往往都是很失望的，对这个病慢慢就绝望了，不过，心里想把这个病治好的信念还是有的，往往都是听亲朋好友介绍说在哪里治得很好了，他都亲自去看，一看真的是好多了，慢慢地才又有了一点信心。皮肤病的发病，一方面受外来的风寒湿邪等等因素影响，另一方面，我们内在的气血运行情况，内在的性格情绪也是关键。一般来说，得白癜风的人偏虚的多，肝肾阴虚，气血失调。这样的人可能性格上比较压抑，或者容易急躁。对于频繁的发病，可能我们还要从心情、性格的角度来预防，以调整自己的气血状况。

有个山东的男孩子，发病有两年多了，在脖子后面，双手还有腹部长了一块块的白斑，大的有手巴掌这么大。他第一次来看病，坐在那儿，我问他什么病，他也不愿意说。一看他表情就知道，他对治病根本没有信心了，是家里人硬给劝来的。

他爸妈一说话，他就把手一横，不愿意叫爸妈说，不愿意面对这个现实。到后来他爸妈说，这个小孩上高三，学习还挺好，现在压力太大了。大学也不想考了，说是考大学没什么用，自己把自己封闭了，也不跟同学交流，很内向。

我在电脑里调出很多表皮松解症的病例相片给他看，有的病人都没有了手，脚也残疾，脚趾甲都没有了。你看他们的情况，难道你长些白斑比他们还重吗？这都是一个个活生生的实例，病得很重但仍热爱生命的大有人在。我把一些录像，放给他看。他一看，挺受感动的，虽然嘴里还没有说什么，但他心里已经开始接受了。他就跟我说了，说他有个老师，也是这种病，治了这么多年也没有治好，他对这种病就很绝望，想来大学考不考也没什么用了。

家人要多开导病人，一是要让他们明白和他们同样处境的人也不少，他们并不孤独，不要过分悲观；其次要支持他们踏实求医，培养起一份耐心和希望。

这个高三的男孩看到我举的病例后，缓和了不少。拿了药回家，吃药治疗一段时间后，他腰上那一块白斑长了很多小黑点，明显就好转多了。他复诊时就跟我说，回去之后，有两三天的工夫，一下就都想开了。他说我也不觉得这病羞辱了，见了人，被人问起，就说现在北京正治着呢。他不害怕了，也不自闭了。后来报考大学，连报了六个学校的预科考试。

所以我说，开方治病是次要的，关键要把心门打开，彻底丢掉这些顾虑，先别说这个病能不能治好，就是治不好又能怎么样？不耽误你追求理想。这条底线你看清楚了，精神压力没有了，心情开朗了，治起病来好得更快。

附：白癜风外治用药录

① 复方补骨脂

补骨脂 1000g，菟丝子 300g，研粉后浸入 75% 酒精 4000ml 以

揭开皮肤∷病∷的真相

内，浸泡 7 天，过滤，取液外搽，每日 2 次。

② 白癜风酊

补骨脂 100g，枯矾 75g，硝酸钾 75g，水银 50g，硫磺适量，用 95% 酒精 1000ml 浸泡外搽。

③ 红花补骨脂酒

补骨脂 30g，菟丝子 10g，红花 6g，僵蚕 6g，白蒺藜 10g，浸泡于 60% 米酒 120ml 中，一周后取酒外搽，每日 2 次。

公元1715年，意大利人郎世宁抵达中国，此后五十多年授命于清朝政府，成为中国历史上唯一一位宫廷西洋画师。

郎世宁曾在颈后突生一异物，古曰"砍头疮"，此病疮口由外向内，由肉至骨，犹如行砍头之刑。此病，现代医学归为"带状疱疹"的其中一型。

那时，手术已由传教士传入中国。郎世宁求助于教友，开刀破溃，并对疮口仔细清理，病情反而加重，破溃冒脓，痛入骨髓。无奈之下只得求助于刘御医。

郎世宁挚爱中国文化，唯对中医颇有置疑。刘御医与其同朝为官，多有耳闻。此番郎世宁求助中医，刘御医难免心怀芥蒂。故语气稍带恫吓，道：此疮最忌动刀，开刀则"飞"也。"飞"乃扩散之意。

刘御医开方子：每日内服五十粒生黄豆，另将新鲜猪粪置于瓦片焙干，加蛋清调成糊状，敷于伤口。

为保性命，郎世宁谨遵医嘱，日日用药，遍体腥臭。月余，肿包消除，疮口结痂。自此，郎世宁对中医可谓刮目相看，亲笔作画赠予刘御医，两人结成忘年之交。

至今，带状疱疹仍为中医治疗之强项，上古即留有验方无数。黄豆、猪粪也是刘御医怀揣赤子之心，意在捉弄郎世宁对中医不敬之举。然，《新修本草》禽兽部却有：猪粪，主治塞热、黄疸、湿痹，其屎汁极疗湿毒。黄豆亦能健脾利湿，益血补虚，更擅解毒。

带状疱疹，肝火"烧"出的"火焰山"

今年三月，好像就在清明节前几天，我晚上睡觉时，觉得左边肚皮有些疼，刚好那几天和朋友爬山了，有点小累，以为是像军训时那种肌肉痛，过个把星期就好了。结果三四天后，侧腰上长出些红斑，起疙瘩，冒出水泡，特别疼，完全不能碰，疼得穿衣服都打哆嗦。

周末就去市医院的皮肤科看了，医生说是带状疱疹，可能要治个一两周，开了针和药。过了一天，一点改善也没有，水泡还在长，最早的一个越来越大，疼得我晚上睡不着觉。就上网查，看看有没有什么好办法让它不痛。一看吓一跳，都说这个病特别严重，会得后遗症，有一个人在论坛里求助，他母亲五年前得了带状疱疹，治好后留下眼部后遗症，在眼角膜中间长出了豆粒大小的白色障碍物，怕光，易出泪。还有很多人说家里有爷爷奶奶得了这个病，后遗神经痛几年都好不了，疼得受不了。

我看的是西医，网上说这个病需要中医来治，我那个害怕啊！赶紧跟老妈说找中医，老妈连夜打电话问姥姥，知不知道哪里还有能治这个的老中医。

第二天我们就回姥姥村里看病，村里有一位快70岁的老中医，十几岁就在村里给人看病，老妈说我小时候得朱红风，也就是腮腺炎，就在村里看的。老中医从自家后院揪了几张仙人巴掌，从中间切开给我糊在脸上，两三天就好了。这都是十几年前的事了，让我心里踏实不少，相信这位老中医将会奇妙地给我再治一回。那中医爷爷的门诊开在村口的菜市场旁边，他一看我肚皮上的水泡就说是什么"蛇"，如果绕着腰长一圈就难治了，来得早，不怕，很容易治，要用灯心草来烧蛇。我一听说"烧"，太害怕了，痛不说，还要留下一堆烧伤的疤痕。

中医爷爷左手拿着小煤油灯，右手揪着灯心草，一点燃就往水泡上摁，小火苗"卟"一声就灭了，痛虽然痛，但有一种热辣辣的感觉，还挺舒服的，一路从侧腰到肚皮中间，全烧了一遍。烧完以后，中医爷爷给我开了药，有吃的，还有煮汤外洗的，说是过两三天就好了，叫我别担心，这个办法已经医治好很多人了，还跟我妈说，不能让我吃肥肉、猪油、辛辣食物，牛奶都不能喝。大概十天吧，我完全好了，长疱疹的地方有些褐色的斑点，但皮肤还和原来的一样光滑，没有留疤痕，太高兴了，前后没受什么苦。

现在我只要看到网上有人问带状疱疹的问题，我都会去回答：赶快去看中医，去烧灯心草！

1. 认识带状疱疹的早期征兆

说到带状疱疹，民间有蛇盘疮、缠腰火丹、火龙等很多名字。从名字到症状，都有一种神秘的色彩。发病时，像是皮肤上烧出的一片片红色火焰，四处流窜。它所带来的痛感，可以说是皮肤病之最。

| 刘辉解答 |

带状疱疹，民间叫它蛇盘疮、缠腰火丹、火龙。西医说它就是一个病，感染病毒得的病。

有的人在得病之前就开始疼，上医院看，怎么检查也查不出来，以为是肋间神经疼，或者三叉神经疼。疼得挺厉害，但看不出来什么病变。疼上三四天以后，这地方就开始变形了，出水泡了，才知道是带状疱疹。如果初期疼的时候，找皮肤科看，那非常专业的人就会想到他有可能是带状疱疹前期。

带状疱疹沿着神经走，有的像手掌那么大，有的会成串儿长，绝大多数是单侧长。发病部位很多，一般人出在肋间，疱疹沿着肋间神经走，就是整个前胸这一片，那后期它就容易落肋间神经疼。还有出在腰周围的，缠着腰窜长，所以叫缠腰火丹。过去老百姓说，这个缠腰火丹要是缠对头了，就有生命危险了，这是毫无科学根据的。

174

揭开皮肤·病·的真相

这个病是由带状疱疹病毒引起的，疱疹常沿着某一周围神经单侧生长，一般不超过体表正中线，更不会围成一圈。只是说，在这个发疹的过程中，有"走黄"的危险，相当于西医所说的毒血症、败血症，正气失去了对局部病变的控制，邪气一下子扩散开来。最严重的就是出在眼睛周围的，不仅会引起三叉神经的炎症，还能造成视网膜的损害，导致失明，甚至引起脑膜炎，有生命危险。而出在三叉神经耳支的，很容易造成耳鸣、耳聋。

2. 年轻人的"三昧真火"与"缠腰火丹"

| 现实问题 |

现代医学对带状疱疹的解读其实很简单，认为是病毒引起的感染。但是，很多病人有困惑，病毒是从哪儿来的呢？是传染吗？按照《明疮痈病痛痒麻木论》中所说，当人的皮肤，离火焰很近的时候，就会产生灼痛感。尤其此病发病时，皮肤起的泡疹，与艾灸后出来的水泡很相似。如果说：痒是身体的火力不足，那么这种红艳的疮疡，是否可以理解为内火过盛？

| 刘辉解答 |

带状疱疹是一个让人无法轻视的问题。它在人情绪不佳、身体状况不好的时候来袭，治疗不当的话，疱疹下去以后，还极可能遗留神经痛，持续数月、数年，甚至一辈子。

况且人们对带状疱疹的认识还存在一个误区，以为是会传染的，我说根本不会传染！所以，有宝宝的家长，也不用担心自己的带状疱疹会传染孩子。

至于带状疱疹是否源于内火过盛，应该说可以这么理解，我的祖上，认为这种"缠腰火丹"是肝胆热毒所引起的。

中医早在隋朝的《诸病源候论》中，便有了对这种病的分类记载，后来又历经了很多朝代，到了清代，这个病也被收录在我祖上主持编写的《医宗金鉴》里，人们用诗歌的形式，对这种病进行了总结：

缠腰火丹蛇串名，干湿红黄似珠形，肝心脾肺风热湿，缠腰已遍不能生。

简简单单四句话，从病名，到症状分类，到病理，都说得很清楚。通过对历代医学的整理，我发现古代医家，认为带状疱疹与肝心脾肺四脏，所蕴含的风、热、湿气有关。

那么我们家族，主要从肝经热毒的角度，来治疗这种皮肤病。

这是一种在劳累、感染、感冒发烧、生气等情况下，最容易发生的疾病。一些正值壮年，爱喝酒的人也容易得。这些人共同的症状，可以用两个字总结——"上火"。

平时，在遇到烦心事儿，或急事儿的时候，人们总愿意用"上火"来形容，经常说：我这火"腾"一下就上来了。火是从哪儿来的呢？可以理解为肝火上炎。此时，体内多风、多湿的人，"火势"必然要蔓延，于是，"缠腰火丹"不断扩散。

刚刚提到带状疱疹的泡，与艾灸后发出的泡极为相似。艾灸本身是一种激发，一方面给肾中元阳添柴加火，一方面激发阳气本身的能量，将外邪驱赶出身体。灸后起的水泡，里面的物质是身体里的寒湿之邪。那么，带状疱疹可以说是身体在对抗外邪时的一种应急反应，或过激反应，是一种自保行为。按照这个思路，现代医学所说的，免疫力低下的人，更容易得这种病，我不太认同。

当人上火时，体内有实热，这些热量就会集中爆发，更像当年把孙悟空炼成火眼金睛的"三昧真火"，是身体里发生的一场"火灾"。如果是一个虚弱之人，想"发火"也很难。因此，带状疱疹的表现，属于中医里的实证范围。高发人群大多是青中年人和工作压力大、脾气急躁、易焦虑、饮食偏于油腻的大鱼大肉的人。

我们看带状疱疹，起的大大小小的水泡，就是"包围圈"。火窜到哪儿，"包围圈"就扩大到哪儿，水疱就起在哪儿，主要目的是为了预防"灾情"扩大。带状疱疹，可以理解为寒湿邪气，被真阳驱赶的表现。这样想来，那些看上去触目惊心的疱疹，是友不是敌，也就没有那么可怕了。

带状疱疹一碰就痛，被很多病人认为是"从来没有过的一种疼痛"，其实就是因为火势旺盛，是一种被"灼伤"的痛，东北话叫"火辣辣"的疼。

现代医学治疗带状疱疹，以止痛和消炎为主，这种方法只能不停地拯救被"灼伤"的地方，是火场外面的医疗队，不是消防队，对灭火没有什么办法。中医的治疗方法，则像灭火队，对付带状疱疹基本上手到擒来。一方面用多种方法降低火的势力，用灯心草烧就是帮助释放湿寒邪，给他们以出路。另一方面，尝试着断绝燃烧的根源。当大火平息，"包围圈"自然也就不需要了，缠腰火丹，也就从腰上褪下去了，皮肤就会慢慢自愈，而且不会留疤。

《医宗金鉴》也给出了专门治疗带状疱疹的方子。书中将带状疱疹分为两型：

干者，疮面特别红，形状像云片，上有颗粒，发痒、发热。这种属于肝心二经之风火，治宜用龙胆泻肝汤：龙胆草 6g、黄芩 9g、山栀子 9g、泽泻 12g、木通 9g、车前子 9g、当归 8g、生地黄 20g、柴胡 10g、生甘草 6g。

湿者，疮面发黄白色，水疱大小不等，溃破烂流水，这属于脾肺二经湿热，治宜用除湿胃苓汤：苍术（炒）、厚朴（姜炒）、陈皮、猪苓、泽泻、赤茯苓、白术（土炒）、滑石、防风、山栀子（生研）、木通、肉桂、甘草（生）。煎煮时加入灯心草。

如果长在腰肋处，属于肝火妄动，柴胡清肝汤更有针对性：川芎、当归、白芍、生地黄、柴胡、黄芩、山栀、天花粉、防风、牛蒡子、连翘、甘草节。

切记，以上这些只是参考用药，用量，一定要找专业中医师来辨证使用。

3. "上火" 之人疑有肝经伏火

| 现实问题 |

如果说带状疱疹是强壮的人更容易发病，为什么很多阳气逐渐衰弱的老年人，和体质虚弱的人也会发病？

| 刘辉解答 |

肝经中的热毒，我们用一句话来形容，叫"火郁发之"。人体的肝经就好像一个干柴火堆，肝属于木，树木都需要水的滋养，太干的话，就容易燃烧。如果老有个伏火在燎着它，慢慢就能把它给点着了。人需要太阳之火的温暖，但是我前面说到的真火，则是"雷"，能把肝"霹"着火；而年纪大的人，和虚弱的人生的

揭开皮肤 "病" 的真相

"火"，说白了，就是体内湿热过多，类似湿柴火垛，点不着，但是把手伸进去，那里面的温度异常地高，也会烫着手。

这就涉及到真火与伏火的问题。

早年，我祖上刘裕铎与另一位御医，用孩儿茶给皇上治好上腭发干、有烧灼感的毛病时，提到一个词，叫"上焦肺胃伏火"。什么是伏火呢？就好像烤羊肉串儿用的那种炭一样，用力地扇，尽管火势很旺，但是燃烧很快，过了这个劲儿，熄灭也就熄灭了；如果用一个铁盖把炭给盖住，只留一道小缝，它就会闷烧很久，这样的火，就可以叫做伏火。

乾隆皇帝的问题，放到今天来说，就是"上火"了，但并不是因为他的"内火"旺盛，而是体内有一定的湿热环境，然后遇到了忧虑、苦恼的事，或者吃了引起上火的食物，长久地"闷热"，遇到一个火引子，就把这股火力给引了上来。就是这股火，把上牙膛给"燎"了一下，于是乾隆觉得上牙膛"火辣辣"地疼，而且"火势"上延，导致整个头部，都疼痛难忍。

怎么治疗这种"湿柴火堆"着火了？有两个办法，一个是拿水给它浇灭。可是这些人，肾水本身也不足，浇不灭它。与其那样我们不如顺势而为——"火郁发之"。

出现红疹或水泡后，可以服用三五剂麻黄附子细辛汤，麻黄、附子、细辛、甘草这几味热药，可以助真阳一臂之力。这种方法，尤其适用于湿型带状疱疹，将湿热赶出体外，自然就不会"发火"了。但是，如果用疏风解表、清热燥湿的药物，就容易将寒湿邪气敛回体内，湿型逐渐转变为干性，就更痛苦了，特别容易落下后遗神经疼，长过带状疱疹的地方会落下一个疤，落下一小坑。尤其是抗生素，一定不能随便用。

一般患者在疱疹发生前几天会有轻度发热、疲乏等症状，这就是真阳发动的表现。无疱疹的可以服用白通汤，附子、干姜、葱白，也是一副热药，它能使病人由干型快速转变为湿型，加速寒湿邪气的排出。如果带状疱疹治疗及时，十天八天就治得好，这种病的特性像暴雨一样，来得急，走得也快。

4. 妙用龙胆泻肝丸

|现实问题|

《医宗金鉴》中，提到"缠腰火丹"这种病："若不速治，缠腰已遍，毒气入脐"，病人会发生腹胀，胃闷，恶心想吐的感觉。呕吐，本身就是一种"气机"倒逆的反应。这种症状，可以理解为：带状疱疹这条"火龙"，像座"火焰山"一样，阻挡了气血上下的通畅。出现这种情况的人，往往也不想吃东西。一旦胃气绝，人就会出现生命危险。很多病人，最后导致死亡的，并不单纯是他被检查出来的那种疾病，而是这种疾病，没得到有效控制，逐渐破坏整体机能，最终引起死亡。

对于这种容易导致生命危险的疾病，人们是否能通过身体上出现的早期征兆，阻止发病？

|刘辉解答|

带状疱疹是很容易误诊的疾病，有的人得病之前就开始疼，上医院检查，有些医生很容易判断为肋间神经疼，或三叉神经疼。这就容易耽误治疗。带状疱疹的潜伏期从三四天到二十多天不等。疱

疹可以发生在头面部、颈肩部、胸背部、腰部、下肢以及内脏，有时伴有全身疲劳、酸胀不适感。发出来之后，疼痛超乎一般人想象，特别疼。有一个农村老大爷，抬木头出身，一般的疼痛他都能忍得了，磕磕碰碰是家常便饭了。后来得带状疱疹，把他疼得大半夜都哭了，成宿成宿睡不着觉，到我这里的时候已经六七天没睡好了。经我们治疗后，十多天就好了。

这个病要是治疗得不及时，就落后遗症了，后遗神经痛。有的人十多年都好不了，年龄越大，落的后遗症就越重。一到阴天下雨、着急上火、吃点辣的，不注意就疼，疼得特别厉害。

但是，从中医的角度来说呢，带状疱疹这个病，其实也非常好解决，关键就是明白它怎么得的。

肝火、肝胆的湿热，在身体里汇聚，想往外排，它就在气血循行的通道上表现出来，带状疱疹要是发，大多沿着肝胆两经窜着长。肝胆经是互为表里的经络，眼睛、耳朵、肋间、腰间，都是这两条经络经过的地方。其实肝火大，并不只长这种带状疱疹，它也有其他一些表现，嘴边有火，口苦，嘴干，嘴角起泡，耳红目赤，眼睛多眼屎。这些都是征兆，是肝胆湿热过重的一个报警信号。

要想预防，前期发现这些症状的时候，就要及时调整。疼的时候，如果是在肝胆经循行的地方，就应该想到有可能是要长带状疱疹了，抓紧时间提前吃点药，真能不疼了，也不出了。带状疱疹不像水痘，水痘必须要透表，发出来才好。带状疱疹是肝胆偏湿热的爆发，要是提前用药物的偏性来平衡一下身体的偏性，不发就没有后面的神经痛等问题了。

在用药上，龙胆泻肝丸的确很管用。你去看龙胆泻肝丸的说明，它本身不治这个病，但临床效果很不错，就是因为它能清肝胆，利湿热，给体内的湿毒、热气开了一条道，从下焦把湿热放行出来，体内环境清爽了，没什么湿热想要往外拱了，带状疱疹也就不会起了。

一旦发现身体上出现这些症状，出现莫名疼痛的时候，就要及时调整。但是药量很重要，要有医生指导，一般症状消失，就停药。因为说到火气，大多是虚火，清泄的药使用过多，也容易伤身体。

一般来说，秋季最容易发这个病。秋天气候干燥，平时好吃肥甘厚味、辛辣刺激食物的人，在这个季节会发现自己的脾气变得更急了，这也是肝火过旺的一种表现。光是用护肤品去滋养皮肤是不管用的，最重要的是，让肝木得到涵养，情绪变好了，皮肤也会滋润有光泽。同时，也防止了很多疾病的发生。

5. 带状疱疹，是郁闷心情的"天窗"

| 现实问题 |

带状疱疹的红，除了让人联想到火焰，还会联想到血液乃至中医所说的"心为火脏"。在网上输入"带状疱疹，心脏病"，"带状疱疹，糖尿病"，会发现很多人，同时遭受这两种疾病的困扰。

我们一直在强调皮肤并非单独存在，如果"皮肤"病了，往往是因为脏腑内正发生各种各样的病变。皮肤，更像是透视身体深处变化的一面镜子。而带状疱疹及心脏病、糖尿病的"暧昧"关系，意味着什么？

关于这种现象，我们可以画一个图来说明：

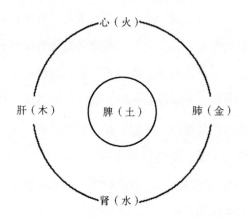

心（火）

肝（木）　　　脾（土）　　　肺（金）

肾（水）

这是一个脏腑五行的圆运动简图。我们可以叫它做"生命轮"，也可以称之为"疾病轮"。通过对这个"轮"的解读，就能很容易理解，为什么得皮肤病的人，往往会并发，或者后发很多其他的疾病。

五行的圆运动是没有起点和终点的，但是为了解释的方便，我们就先从心火开始说起：

中医有个名词叫"心肾不交"。很多人会认为，肾中的阳气是单独存在的。其实肾水中的元阳，也来自心火的给予。这就好比地球的地热，是大量吸取太阳之火的结果。

火是向上烧燎的状态，没有火焰向下烧。那么通过什么来使"火力"能够降到地面之下呢？就需要秋天的金气，在人体里，就是肺的作用。中医所说的"肺主气"，说的就是肺有调动阳气的权利，就像宰相一样，它需要适时行使职权，在春天，将阳气"放行"到地面，秋天，强制地使阳气回归到地下。

而肾是阴阳之根，正因为它储存了能量和水分，才能滋养肝木。木，不单指树，还代表了"生命"。因此，肾中阴阳，能滋养和升发万物。

而木性又能生火，这个火，就不是太阳之火了，它寓意一种温暖，绝大多数的树木，都在夏天或者炎热的地方茂盛起来。肝在人体又主情志，一旦肝木过燥，相当于一片森林着火了，这个火是实火，有的人会长痘，皮肤没有光泽，情绪特别急躁。对带状疱疹病人来说，这片火四处燃烧，也能引起"缠腰火丹"。

而脾土就是大地，是地球的皮肤。它像一个"隔断"，为地表和地下，做了空间上的区分。所以肝木、心火、肺金、肾水，又都和脾土互相发生作用。

对五行关系有一个简单了解，就会明白：人的疾病，是牵一发而动全身的。没有任何疾病能够单独存在。皮肤病如此，高发的糖尿病、心脏病、癌症等等也都如此。从这个角度，我们就能理解，皮肤病的出现，是体内五行紊乱的结果。有可能是心火不足，肺气的"管理"力度不够，肾阳先天不足，肝木滋养不够等原因。

每一个中医人治病，都有他的角度和绝招，是因为他们的切入点不同。然而，不管是以肺、心、脾、肝、肾哪个脏腑为切入点，最终的目的都是调整全身。我们家族在治疗带状疱疹的时候，是从清理肝胆热毒这个角度来考虑的，按照上面的圆运动图，我让他的肝火平息了，他的脾气就会变好，心火就不再旺盛。心是君主之官，它"顺心"了，自然不会再为难宰相"肺"，"肺"能很好地工作，人的"气儿"就顺了，又能水火既济，达到一种平衡。回过头来，这团水中之火，又很好地滋养了肝火，让生命重新找到春天……

这样一来，人就没病了。这就是中医的治病之道，养生之道。

因此，不要小看了任何一个小病，想想每一种小病，如果不被彻底治愈，在上面这个圆运动的简图中不断地轮回，必然会影响各个脏腑和身体机能。人体就好比古代用来采水灌溉的"水轮"，水痘也好，小感冒也好，都还只是这个轮子上的"水草"。小病被忽视得越多，上面的"水草"就越多，轮子转动得就越慢，象征着人体的大循环越来越迟滞，大的疾病随之而来。等到这个轮子转不动的那天，就是生命的终点。

就像今天看到的带状疱疹与心脏病、糖尿病同在，是同一个道理。现在资讯这么发达，随便上网一搜，就会发现每一种"外科"皮肤病，都与很多"内科"疾病同在。

在这里，顺便教大家一个可以常用的，给"轮子"加动力，防治疾病的小方法，就是八段锦功法中的"摇头摆尾去心火"法。

通过摇头，可刺激大椎穴（大椎穴为六阳经的汇总点），以提升阳气；摆动尾闾，可刺激脊柱和命门穴，"腰为肾腑，命门贯脊属肾"，肾在五行中属水，心在五行中属火，以水克火，只有壮腰强肾才能调理心火，所以，刺激脊柱和命门穴，增强肾阴对人体各脏腑器官的滋养和濡润作用，可以达到去心火的目的，起到平秘阴阳、调理脏腑的作用。

1. 吸气，左脚向左迈一大步，同时两臂从体前向后绕一圈回到胸前，与肩平，掌心朝上，眼视前方。

2. 呼气，降下盘，蹲马步，屈肘，双手放大腿上，掌心劳宫穴对准大腿伏兔穴，目视前方。

3. 吸气，上体向前向左探出，目视前方。

4. 呼气，身体向后向右还原。（5~6节同3~4节，唯方向相反。）

7. 吸气，重心右移，同时双臂向两侧外分，与肩平，目视前方。

8. 呼气，左脚向右脚靠拢，同时双臂收回，成并步站立。

以上动作为一个 8 拍，每次可以做两个 8 拍，做完后双脚并拢，双手相叠，掌心放于丹田处。此时双目微闭，在脚不移位的情况下，前后左右微摇身体，给自己做一个放松。

这招"摇头摆尾去心火"，要注重呼吸的调整，而且动作一定要慢，幅度要大。摆动时髋、膝、踝是固定不动的。做之前，像做瑜伽一样，先将意识收回到身体，这一点很重要。它能够调节身体机能的平衡。不只是皮肤病病人可以做，任何人都能做，对上岁数的人来说，可以很好地预防高血压，加强腿部力量。

因为每个人的体质不同，如果觉得做了很舒服，可以每天坚持做，这也是年轻人减压的很好方式。有的人身体久病，或者先天体质不好，做的时候有晕眩感，那一定要在饭后一小时以后，再来做这个动作，刚开始扎马步也不用太低，动作幅度可以小一些，慢慢地，就会发现自己有进步了，再调整力度。

6. 民间验方："烧蛇"灯心草

| 现实问题 |

中医治疗讲究"通"，龙胆泻肝丸预防带状疱疹为什么效果不错？就是给病邪出路，用驱逐的办法，而不是杀戮的方式。一场火烧起来怎么收拾？不给病邪出路，它越往深里去，留成祸患。一旦机会来临，它又跑出来作乱了，就是后遗神经痛，这个时候你已经逮不着它了，山贼游盗，不成气候，驱不出来，赶不下去。

而民间用灯心草烧"蛇"。这样一种方法，普通人也可以操作吗？

这在中医里面叫做焰灼法，来自于民间，但效果非常好。

灯心草灼溃疱疹，会使邪毒迅速从破溃处外泄。除了直接烧，还有一种操作方法：取灯心草 1 撮，食用菜子油 1 小杯，铜钱 1 块，火柴 1 盒。先烧最近发的疱疹，用铜钱盖在上面，让铜钱正中的方孔内显露疱疹。取 1 根灯心草，蘸菜籽油，点燃后迅速闪灼水疱疹，一定要快，让水疱破裂就可以了。一般来说，3 天是一个疗程，不会留后遗症。如果是自己在家操作，一定要把握好"烧"的速度。一次没有破泡，可以再次点烧，注意别烫到里面的嫩肉。另外，选择刚刚发起的疱来灼烧，在中医里叫"拦头灼"，意思就是从头"烧"到尾，灼后千万别为了消毒，上点酒精什么的，很容易留疤。只要注意不沾水，保持透气，它自己会像艾灸后出现的水泡一样，慢慢就好了，并且周围皮肤不会再发生疱疹。

还有一种方法就是刮痧，可以解决带状疱疹遗留下来的神经疼痛问题。在疼痛部位，涂抹刮痧油，反复刮，一直到发出红点，甚至瘀紫的斑块。这个时候，正常消毒，取三棱针，快速点刺瘀紫的地方，然后马上取火罐，点火拔罐。正常情况下，会在点刺部分，出现淡黄色或淡红色液体，这时候就可以起罐了。主要是为了把余毒清理出来。

其实民间真的有很多宝贝，有很多从生活中汲取智慧的人，他们用最简单的方法，达到很好的治病效果。比如我还看到过，广西有人用艾条，灸"缠腰火龙"的头尾两端，有点儿像从一条绳子两端，点火往中间烧，烧出来很多大泡，三四天后，泡会由透明变浑浊，慢慢自己就灭了。

附：带状疱疹用药录

① 内服药物

疱疹轻浅期，可用苦胆草片，每次 4 片，每日 3 次；也可以用板蓝根或大青叶 30g 煎汤代茶饮；治疱疹面长好以后的疼痛，可用当归研细末，每次吃 1g，每天 3~4 次。也可直接服用当归浸膏片，每次吃 4 片~5 片，1 天 3 次。

② 外治法

皮肤没有破损，外用药可用玉簪花捣烂外敷；水疱已经溃破、糜烂，可用生大黄、苦参、蒲公英、地丁等药煎汤湿敷；有继发感染、渗出脓液的，可外敷生肌玉红膏或生肌象皮膏。

或用雄黄、白矾各 20g，研细末，用水调成糊状外涂。也可直接用新鲜马齿苋 60g，捣烂外敷在患处上。

③《医宗金鉴》载录外治法

其间小疱，用线针穿破，外用柏叶散敷之。

柏叶散组成：侧柏叶（炒黄为末），蚯蚓粪（韭菜地内者佳），黄柏、大黄（各五钱），雄黄、赤小豆、轻粉（各三钱），上为细末，新汲水（新汲取的井水或矿泉水）调搽，香油调搽更效。

附：带状疱疹分类食疗方案

① 带状疱疹宜少食

酒、烟、生姜、辣椒、羊肉、牛肉、肥肉、牛奶、豌豆、芡实、石榴、芋头、菠菜及甘甜煎炸食物。

②肝火旺，湿热型，疱疹多长在胸胁、腹部、臀部和下肢，发得很密、疱个头大、口苦、食欲不振、大便干结的，食用薏苡仁汤：

薏苡仁50g，大青叶15g，紫草15g，板蓝根30g。先将大青叶、紫草、板蓝根三味，煎汁去渣后，加薏苡仁煮熟，加冰糖适量。进食汤与薏苡仁。具有清热、解毒、除湿作用。

③疱疹带血，发红发紫，出现血热症状，食用绿豆粥：

取绿豆、粳米各50g，生地、赤芍、丹皮各20g。生地、赤芍、丹皮煎汁后，去药渣，加入淘净的绿豆与粳米，加适量水熬粥。具有凉血清热、和营祛湿作用，有助于疱疹消退。

④老年带状疱疹，因正气虚弱，水疱易破，疼痛加重，食用黄芪川芎粥：

取黄芪30g、川芎9g、糯米60g。将黄芪、川芎加水煎煮半小时，取汁后，加淘净糯米熬粥。具有益气活血、化瘀止痛作用，适用于带状疱疹皮疹已消、局部疼痛不止且伴有体虚盗汗诸症者。

　　刘氏祖传美容秘方"御美人",古称"回春胭脂",乃刘氏第一代御医刘景章专为爱妻研制。

　　话说刘景章治好德王小郡主的"人面疮",并娶之为妻,小郡主因饱受病邪折磨,面容憔悴,肤色暗淡。刘景章不忍爱妻此番模样,便研制出一种胭脂,善养女人颜面,调气色,有回春之功。郡主使用不足月余,便肤色白皙、红润,面如桃花。

　　德王夫人用之亦有效。

　　德王如见宝贝,斥资为刘景章开设"回春堂",取妙手回春之意。后"回春胭脂"又倍受万历皇帝最宠爱的郑贵妃喜爱,最终,一纸诏书,将刘景章招入太医院供职。主管疮疡科,即今之皮肤科。

　　万历皇帝明神宗亲赐"同春堂",取代"回春堂"之名,沿用至今。

养颜美颜的千古妙法

皮肤，是人体第一道屏障，就像包围着一个国家、一个城池一样，它就是城墙。如形容一个人有深度叫有城府，城深府厚，方得万金，城墙是最好的保护层。想攻城，那你第一步得从这儿开始。放大看，皮肤它其实就是人体最大的一个器官，保护着全身的血肉、筋骨和五脏六腑。看着好像很安静，没什么动作，其实它和鼻子一样，每时每刻都在呼吸，它的呼吸静悄悄……

皮肤与外界交流得很频繁，对外界的变化非常敏感，风来了，它的自保护功能会启动，打喷嚏、起鸡皮疙瘩、发红发痒、起斑起疹等等，这是一些应急反应，能及时把风、寒、湿等外邪从身体里驱逐出去。

1. 频繁洗澡，"剥了"一层好皮肤

│ 现实问题 │

　　和人体一样，土地有耕作层，渗水层，保水层，多年积以肥料就是在保持土壤的营养含量。铲地、镗地就是为了让土壤颗粒疏松，透光透气，所有的营养物质都是通过光合作用来促进内生长、内循环的。

　　如此，一些人对皮肤的认知多半是走进了误区。皮肤的保护，不是防止出皱纹，抹点"战痘"就可以的，很多人有意识地去养护皮肤，于是总是洗澡，涂抹东西……不曾想，皮肤却是越来越粗糙了。

│ 刘辉解答 │

　　洗澡的问题是最突出的，现在大家可能都觉得"洗"是获得洁净的第一步，洁净是除菌的前提，清除了细菌才能不发痒、不得病。

　　这个观点不完全对。

　　有些医生洗手就很频繁，一会儿洗手，没过一会儿又去洗，所以他们的手都不太好，整个手都是裂开的小细纹，特别干燥。

　　我曾经治疗过一个患者，他就是全身痒，去了很多地方治疗都没有好转。这个人是一个非常讲究的公务员，三十多岁，他说别人得皮肤病还有可能，可我每天早上洗澡，晚上洗澡，而且必须使用浴液，形成习惯了。出差在外，要说几天不能冲澡根本就受不了……说我得皮肤病太不可思议了。

我说你得病的原因恰恰是你太干净了。皮肤本身有一层保护膜，按现代医学的说法是皮脂腺保护膜，它要代谢出一定的油脂来调节整个皮肤的干湿度、柔软度。如果洗澡过勤，油脂层就容易被破坏掉，皮肤失去了这个保护层，极易感染各种皮肤病。再说浴液的问题，它本身就不是身体的产物，和皮肤的亲和力并不像广告中说的那样好，要跟皮肤发生一定的反应，最容易把皮肤的油脂给中和掉。

举个例子说：人就像一个大洋葱，外面是一层保护膜，你给它剥了，一看挺好，亮晶晶的。像鸡蛋刚扒完壳，蛋白是纯洁的，但是这一层好看的皮肤，不经风吹日晒，抵抗力就下降了。紧接着你再受点风，或者受点晒，这一层娇嫩的皮肤肯定要采取自我保护措施，角质自动增厚，为了挡风扛磨！如果你又开始扒掉这一层……意外感染的时候一点儿抵抗力都没有了！

经常洗澡，还有一个看不见的隐患：耗伤正气！洗澡时，毛孔处在开开合合的状态，对身体的元气是一个"过耗"，酷爱洗澡、桑拿的人，很容易把身体洗虚弱了。很多喜欢在运动后马上洗澡的人，会感觉到一开始锻炼效果挺好，慢慢地，开始出现了心悸、心慌的症状，甚至会出现短暂的晕眩。这在中医里说，就是心阳虚的表现。

尤其是老年人，不能经常洗澡、出汗，因为不正常的出汗会损害人体的阳气，也就是人生立命、健康的根本。

正确的洗澡应该是适度的，而且我建议用适量的盐来代替浴液，一方面可以补充大量出汗导致的缺失，另一方面用来清洁杀菌。这样洗后的皮肤，是真正的光滑洁净。但是不要太频繁地用盐粒直接搓洗，感觉这个东西能去角质。皮肤很娇嫩，稍微粗暴对待，它就要想办法反抗。

我们可以将盐放在以前用过的浴液瓶子里融化，然后放一些蜂蜜。在洗澡的时候，像正常使用浴液一样来用就可以了。蜂蜜除了能够滋养皮肤，也会消减盐水给皮肤带来的干燥感。

皮肤病患者尤其要少洗澡，更不能搓澡，不要用沐浴液，洗澡后严防受风。手足部的皮肤病患者，在洗衣服的时候，要戴上手套，保护好双手不被肥皂、洗衣粉、洗洁精等化学物质伤害。

2. 换肤漂白使皮肤"慢性自杀"

| 现实问题 |

很多人还记得商场上曾经出现过"果酸换肤"的潮流，被爱美的女孩子热情追捧，很多人说，换肤的感觉真是好！美白、新嫩、靓丽是所有女孩子的梦想，这样的产品也因而倍受青睐。

可是不知道大家有没有留意，刚用上时，皮肤很难看，发红、起皮，像过敏性皮炎一样，为什么会这样呢？其实就是皮肤被果酸腐蚀后的表现。然后，这一层皮肤去掉了，新嫩的皮肤出现了。时间不久，还要再次换肤，要一直换下去才有新嫩感。

| 刘辉解答 |

这个新嫩是人为的，破坏性的，是暂时的，是一种自我安慰。实际情况是，皮肤遭到了严重打击，抗风险能力被削弱了。

像果酸这些物质，什么原理呢？我打个比方，小孩儿吃水果的时候经常流口水，淌酸水，酸水会把嘴巴下面的皮肤腐蚀了，有的孩子这个地方就会红起来。这个酸的力度就相当于去掉了一层角质层，去掉之后，皮肤就显得嫩滑。有人就根据这个现象从果汁中提炼出果酸，专门用于换肤，换完了感觉挺好，人们就跟着推崇。好看是好看了，皮肤却在"黯然"受伤!

去角质，就像"包治百病"这种广告语一样，那是不现实的，是商家迎合人们想要"快速成功"的心理，推出的新概念，实质就像剥洋葱一样，一层一层暴露、受伤、再暴露、再受伤的恶性循环，却使得很多人欲罢不能，只好接受肤质一点点变差的事实。

再说去角质，主要看角质的情况。我们临床上也有很多病人，因为角化过度使皮肤形成的角质层过厚，但我们有专门的药物帮助去角质。正常人的皮肤是没必要去角质的，正常皮肤在新陈代谢中，就会有生有灭，角质会长，自然也会脱落，它是一个不需要人工去干预的生理过程。

还有不少女孩去美容院做皮肤"漂白"，所谓"漂白剂"大多含有剧毒，最毒的成份就是汞（水银），而漂白原理就是把表皮层中的黑色素，下沉到真皮层，也就是把黑色素强行地藏起来，但不能够让黑色素消失。个别美白产品里，也含有汞、铅等超标的化学重金属。刚开始用，效果不错，没过几个月又黑回去了。

皮肤有自己的规矩，不用多久就会让肤色变回去。不断漂白，只是令黑色素不断下沉，当黑色素被压抑到一定程度，会开始反抗，产生更多黑色素，让皮肤比以前更黑，严重的甚至会患上"黑皮症"。

正因为皮肤的这个特点，进行"黑色素种植"的人，效果并不大。

其实保养皮肤很简单，咱们古代很多医家的著作中，都将"养肤"作为重要的事情来看待，因为皮肤是人的"面子"，它的好坏、光泽度，直接影响了旁人对你的观感，同时，也是你内里是否健康的标识。

唐代的《药性本草》就记载了一条既简单又好用的方子："以姜汁同蜜蜂各一合，水和顿服，常服面如桃花。"女士和男士都可以试试这种古传的养颜"姜汁蜜"。它可以让女人变得漂亮而有神采，同时也会让男士看上去更精神抖擞。

顺便再专门送给女士们，一个专治雀斑、妊娠斑还有老人斑的古方，就是在《千金方》中记载的"取白蜜和茯苓末涂之，七日便瘥也"，七天便可见效。白蜜是一种用传统方法饲养的蜜蜂所产的蜜。糖分低，糖尿病病人都可以吃。

3. 生黑发不妨试试白蜜蜡

| 现实问题 |

每逢周末，美发店的生意就特别红火。以前去美发店，以理发为主。现在黑头发的美女进了理发店，两三个小时后，就出来一个半洋美女，直发卷了，发色也从褐色到金黄色。但是时尚、漂亮的背后，那些依附于头皮上的化学物质，也顺着毛囊悄悄进入身体……

| 刘辉解答 |

有一个漂亮的女大学生来看病，摘掉帽子，头发几乎掉光了。我问起原因，就因为三个月前，在学校附近的美发店烫了一次头发，没几天就感觉痒，开始掉头发，她本来是不在意的，没想到一天早晨起来，枕头上掉了一大把，变成后来这个样子。

中医讲，"发为血之余"，除了说明头发的生长是否茂盛、有光泽，跟一个人的气血是否充盈密切相关，也说明了头发是需要充分滋养的。

烫发的时候，在娇嫩的头皮上抹药水，又烘又烤的，对头皮来说，就像在田地里倒了超量的化肥，把这块土壤的有机成分给破坏了，同时，也"烤"干了头发生长需要的水分。

中医说头发是人体气血的外露部分，可及时反映出体内气血的盈亏和脏腑功能的盛衰。"肾藏精，主骨生髓，其华在发"，肾的气血充足才长出头发来，头发伤了，肾脏气血精华再生得多费劲！

从安全的角度来说，尽量不要烫发、染发，如果真要做头发，找一家规模比较大、专业口碑好的店，做完头发以后，注意补益肝肾，适当调理，比如说吃点黑芝麻糊、核桃仁，或者六味地黄丸等中成药，晚上保证睡眠，10点钟以前就该睡觉了，让身体休息养生。

另外，用蜜蜡美发也是一个好方法，尤其适合开始出现白头发的人。《药性本草》说蜜蜡"又主白发，镊去，消蜡孔中，即生黑者"。所谓"镊去"，是说将白发连根拔出，再将蜜蜡填补在毛囊处，这个地方再生头发，就是黑色。而《千金方》中也记载了将白蜜如上法，填补在毛囊处治疗少年白发的方法。补充说明一下，如果这个方法不管用，还可以将梧桐子捣成汁涂上。

4. 美人，再吃一碗猪肤米粉膏

| 现实问题 |

真正的美，是内外兼修的，而且，皮肤好不好，除了嫩滑，还要

看颜色和光泽，这反映的是内脏和气血的盛与衰。脏腑功能旺盛，气血充沛，皮肤代谢有序，就会红润、富有光泽和弹性，反之则出现各种不健康的表现，面色苍白、晦暗、浮肿，长各种皮疹等等，这是提醒你，该调养了！

| 刘辉解答 |

我们光知道韩国的美容、整容业很有成就，其实她们有一个很好的传统，女人在来月经的前几天，就要开始喝汤药调理。

我们国家也有一种说法，只要结婚了，不管男人还是女人，都要不时地用中药来调理一下，因为他/她生活的重心、内容变了，责任变了，需要适当调理。

完成"好皮肤"的外调内治有三个关键：一是充足睡眠；二是减少皮肤与外界刺激物的接触，避免铅汞损害，避开强光，避开过度的紫外线照射；三是用药物调理气血平衡，养血镇静安神，增强肌肤的免疫力。

尤其是睡眠，多睡觉的女人最美，是很多美女明星挂在嘴边的话。因此我们看明星、模特在台上光鲜亮丽，下了这个舞台，很少人每天晚上熬夜去泡酒吧、吃夜宵的，她们抓紧一切时间睡觉。

睡觉，是保持身体健康的头等大事。它是身体天生的自动修复手段，吃药、按摩还排在次要。别以为还有那么多事情、那么多乐子放不下来，不舍得去睡觉，健康就会在熬夜里一秒一秒熬掉，身体也会一天天地枯萎。就相当于地球没有冬天，也就不可能有春天，生命不可能生生不息。我们会发现，长期睡眠不好的人，性情也烦躁易怒，时间久了，看问题、做事情会在不知不觉中变得偏激、促狭起来。

而中医认为：胃不和则寝不安。反过来也是一样的道理，睡不好觉的人，就没有胃口吃饭。这就如同阴阳互为根本，就是事物两个方面的转换。因此，我治疗皮肤病，更注重脾胃功能的调理。

其实，我们这个时代有一个"不睡觉"的大时尚。感觉人人都不舍得睡觉，不是去迪厅、酒吧彻夜狂欢，就是去大排挡喝酒、宵夜，要么看书到深夜……总之就是不忍离开灯红酒绿的生活。大家都不舍得睡觉，觉得睡觉是浪费生命，浪费时间。实际上不睡觉才是糟蹋生命。别小看了睡眠，耗着习惯了，你想好好睡一觉都难了。

春天，花开得娇嫩，要靠沃土滋养，皮肤的细腻光润，同样需要充足的气血。不仅仅是湿疹的痒、银屑病的出血掉屑、白癜风的荒芜，所有的皮肤病都说明了一个核心问题：你的气血循环出了问题。要想皮肤好，光彩照人，拥有由内而外的生命力，夜晚的睡眠修复，永远是排在第一位的，我们开什么药，用什么治疗方案，都只是为了辅助身体恢复正常的自我修复能力，不是有什么神力，如果有神力，那么就在你身体里面，天生的、天然的修养生息中。

如果因为工作原因，不得已熬夜，就需要在饮食上来精心调理，黄瓜、冬瓜、黄花、木耳、板栗、胡萝卜、芝麻、苏子、枣、蛋、洋葱，对于普通人来说，都是养颜美容的上品。

另有"猪肤米粉膏"，经常食用，专"治"皮肤粗糙、头发枯焦、面有皱纹。这道美食做起来很简单：选新鲜的猪皮60g，米粉15g，蜂蜜30g。先将猪皮去毛、洗净，用文火煨成浓汁，再加入蜂蜜、米粉，熬成膏状就可以了。

5. 过敏的皮肤是失去了"保护层"

| 现实问题 |

　　一位女友，长期使用一种养颜化妆品，效果很好。不久前因出镜事宜，感觉肤质粗糙，心血来潮，做了两次脸部去角质。后来再用化妆品，过敏了。她不知道是停用原来的品牌引起了祸端，还是新尝试的产品带来的问题，总之，脸部皮肤有种干燥的紧绷感，并出现一些红色、淡紫色的印子。她细想了一下，去年也曾停用过这种品牌一段时间，也是过敏，面部也出现了紧绷感。她开始怀疑，难道那化妆品含有激素，所以才出现类似于依赖性的症状？

　　化妆品作为现代女性不可或缺的生活必备品，却极少人清楚化妆品中一般含有什么样的成分，怎样作用于皮肤，为什么会发生这样、那样的过敏现象。

| 刘辉解答 |

　　首先说一下因为换化妆品而过敏的问题，我想说的主要是一些保养和美白产品。很多人都感觉对某一种化妆品，甚至洗发水有依赖性。一直用着就挺好，一旦更换品牌，就会出现一些状况，比方说过敏，皮肤粗糙、干燥、长斑，或者感觉新的品牌没有效果。

　　比较敏感的女性，马上会想到是不是之前的化妆品含有激素？当然不能否认，确实有很多化妆品，为了达到明显而快速的"换肤"效果，添加了激素的成分，使用后，很快地会增加皮肤水分，嫩白效果明显，甚至初期，对青春痘有很好的祛痘效果，导致很多人在不了解的情况下，因为长期使用，患上了激素依赖性皮炎。

这一类化妆品，长期使用，一旦停用，会在面部出现红血丝和反复发作的小丘疹，并形成红色斑片，面部皮肤感觉干燥发痒，有灼热感，皮肤变得细薄、紧绷，甚至出现鳞屑和色素沉着等反应，也会导致青春痘的反弹。这些症状往往在继续使用这种化妆品后，才会得到缓解。

但是，也有很多大品牌，或者百年传承的品牌，生产工艺先进，检验严格，使用后，也出现了过敏反应。这个时候，含有激素的可能性并不特别大。那为什么还会存在类似于"依赖性"的情况呢？是因为，好的化妆品，将面部皮肤"移植"进了温室。

我曾经比喻过人的皮肤，就像是娇嫩的花朵，任何变化，都是对脏腑变化的表达。而相对于人体来说，我们的这张脸，才是花朵。

现在养花也需要结合先进科技，比方说，在买花的时候，商家除了告诉你这花要怎么养，有的还会赠送营养液。我们把花搬回家，养上几天，忽然发现这花儿怎么开始打蔫儿了？那赶紧用营养液喷一下。喷了之后，再一看，花儿、叶儿全打起精神来了，看上去坚挺、漂亮。其实，花的营养液，跟人用的化妆品是一个道理。

我们都知道，现在的化妆品分成面部、身体甚至手足各个部位不同的护理种类，也就是说，用在面部的化妆品，只能滋养这一亩三分地。而不管是我们祖先最早的时候，用花的汁液、蜂腊等混合各种中药材来制作的"洗面奶"、胭脂水粉，还是后期引进了很多西方的化妆品中所含有的水分、油脂、植物萃取物等成分，最终目的，都是通过不同的理念，对面部皮肤缺失的营养进行补充，从而改善肤色、肤质。

问题是，这种营养并不是由人体的"根系"循序渐进供给的。

正常情况下，身体内机能和脏腑通过正常运作，生成血液等物质，来供养全身每一处皮肤，这个过程复杂而致密有序。但化妆品的使用，则像花朵的营养液一样，它不需要通过身体复杂的循环来达成，就可以直接补充给面部皮肤。

这就存在一个问题，长期用营养来供应面部皮肤，身体机能也会产生错觉：这儿的营养足够，我是不是可以把输送给面部皮肤的营养，省下来一些给别的地方了？在这种情况下，一旦撤掉来自于某种化妆品的营养物质，就会导致面部皮肤功能的短暂失衡，而使用新的化妆品，皮肤还要重新适应。这个时候，也容易出现日照过敏及新的化妆品过敏等现象。

说白了，用化妆品去"伺养"皮肤，相当于给了它一个温室，是一种小心呵护的表现，也是一种"娇生惯养"。等皮肤习惯这种环境了，却又突然撤了温室，它自然变得比较脆弱，需要适应风吹雨打。因此有的人会出现轻微的红肿等现象，就是对"新环境"不适应的一种表现。而皮肤紧绷，则是皮肤自我保护的措施，它想要尽量地关闭毛孔，防止受到外界环境的伤害。

那么这种时候，尽量不要再往脸上涂抹任何物质。可以用大口的水杯，或者小洗脸盆，放一些开水进去。每天睡前，洗脸之后，将面部置于热水上方熏蒸。目的是什么呢？利用水蒸气，湿润皮肤，缓解皮肤的紧张感，强迫毛孔敞开呼吸。

出门的时候，尽量避免光照和吹风，随身携带成分比较单纯的补水喷雾，或者也可以买一个小喷壶，随时在脸部喷一些水雾，保持它的湿润度。这样，可以加速皮肤的自我恢复。

洗脸也尽量不要用含有化学物质的洗面奶。

古时候，有个永和公主澡豆方：白芷 150g，川芎 150g，瓜蒌仁150g，鸡骨香90g，大豆250g，赤小豆250g。把这些药在药店磨成细末，装进一个小瓷瓶里，洗脸的时候，倒些出来，像用洗面奶一样使用就可以了。它有很好的润肤效果，而且，洗后散发奇香。

6. 古法中的润白奇方

高科技带来水培植物。与土壤中培育的植物相比，水培植物的根系晶莹而漂亮，并且没有土培植物复杂的须根。这种漂亮的色泽，特别像在使用了一种很有效果的保养品之后，皮肤所呈现出的通透和白皙、红润。

其实，当一种保养品，改善了皮肤的状态，感觉起到了作用，根本上，是给面部的皮肤换了一个环境。而撤掉这种保养品，就像把水培植物，再植回天然的土壤中去培养，它又需要重新去适应新的环境。这就涉及到一个问题，如果，我们想要改变一直以来使用的化妆品，换一个品牌，如何帮助皮肤完成过渡，防止过敏的出现？

| 刘辉解答 |

我在临床上看到很多女性的过敏现象，发现一个问题，不是谁换化妆品都会过敏。

当出现了因为更换化妆品而引起过敏的时候，先想一下，最近是不是太疲劳了？或者对皮肤的保养不太注意，经常日晒、吹风？搓澡的时候，是不是连面部也一起"搓"了？是否有过度去角质的经历等等。

揭开皮肤 ∶病∶ 的真相

这些细节，都有可能使皮肤变得脆弱，从而引起过敏，而不单纯是化妆品的问题。

我认识一个老人，三十多年如一日，擦一种护肤品，她从来没发生过过敏的现象，现在六十多岁了，皮肤特别好。像这位老人，我们就可以从两个角度去考虑，首先是她先天的肤质就不错，作息习惯也很规律，加上过去的化妆品也没现在这么琳琅满目，就简简单单的几种膏霜，老人皮肤经历的"考验"没有现在人多；其次，皮肤有自己的语言，它可以接受同样的护肤品几十年，说明这种护肤品是适合它的，所以相处"融洽"。

但是现在的人在用化妆品的时候，一般是通过几个渠道：1. 广告宣传；2. 朋友介绍；3. 品牌崇拜。唯独没有考虑过，自己皮肤的需求是什么，它想不想要你给它涂上去的东西。

也有很多人问我：刘大夫，你说哪种化妆品好？我就会问她你现在用的是什么？感觉怎么样？她会告诉我现在用的某某产品，效果挺好的。我说你觉得挺好，就相当于你的皮肤认可，那就可以继续用下去，为什么要换呢？

人与人的体质不同，自然肤质不同，别人用得好，不见得就适合你。

但我本人，更希望人们用一些成分单纯、天然的保养品。我们祖传300年的"御美人"，含有甘草、杏仁、丹参等药材，这些都是经过祖辈们一代代考证，最适合面部皮肤的营养品。而且成分来自于自然界中的植物，与皮肤的亲和力更强。

可以说，任何好用的保养品，营养成分都是充足、优质的，比方说大品牌中的维生素和小厂中的维生素，都有所区别……但是，需要提醒大家的是，并不是含有高营养，就可以没有节制地使用，这就好像鱼肉、蛋类，富含高蛋白，对人体有益，但是吃多了，不好消化，反而成了负担。

因此，越是高营养的化妆品，在使用上，越需要把握一个量。

现在的职业女性，每天早上需要擦乳液、日霜、防晒、粉底，光打底就好几层，此外还上各种眼妆、唇妆等彩妆。确实很美丽，但是一天的疲劳，加上这些化妆品的化学作用，对皮肤来说，是一个很大的负担。

比方说《太平圣惠方》中的"麝香面膏"，就是一个很好的天然"晚霜"：麝香半两，猪胰三具，蔓荆子、桃仁酥各150g，瓜蒌瓤150g。猪胰就是猪的胰脏，古时候经过加工，是最早的香皂，现在北方很多地区还管香皂叫"胰子"，一般卖猪肉的地方都可以买到。其它几味中药，药店也能买到。买好之后，可以委托药店加工，将猪胰切成小块，桃仁去皮尖，再和其它药物一起研成细末，用纱布、棉布，或最好用丝质手绢儿包裹，放上二升上好白酒，泡三天三夜。每天睡前涂在脸上，有意想不到的润肤、增白、除皱功效（因有麝香，孕妇禁用）。

如果觉得猪的胰脏不太能接受，还有一种"千金白面方"：牡蛎90g，土瓜根30g，用白蜜调和。功效与"麝香面膏"相同，也是当晚霜用，第二天早上起床后，用温水洗净就可以了。

7. 以内养外的"枇杷叶"和"延年丹"

| 现实问题 |

有人说现在女性都患了"化妆品依赖症"，甚至觉得不化妆就像

出门没穿衣服一样尴尬。一方面，用完整的妆容来增加自信度；另一方面，也是因为高压之下的女性群体，皮肤面临着干燥、长斑、肤色暗淡、萎黄等问题。

现在年轻女性流行吃胶原蛋白，也是通过对身体单一元素的补充，达到"换肤"的目的。而中医养肤的最高境界，是以内养外。有什么好的方法，可以让女性的皮肤歇一歇，从内而外焕发出青春的肤色？

|刘辉解答|

这样的方法特别多。比如"枇杷叶丸"：枇杷叶150g，黄芩、天花粉各75g，甘草30g。枇杷叶去毛刺，黄芩用酒炒，将这些药共研成细末，用酒泡后，搓成梧桐子大小的药丸，每次用温水服五六丸，能起到特别好的清肺解毒的作用。肺主皮毛，常服，皮肤自然变得通透，用酒泡过，又有活血作用，看上去气色就红润有光泽。

现在，化妆对很多女性来说，就像戴上一个面具。甚至有些人连睡觉都不愿意卸妆。这种现象，表面上看好像没什么，化妆变得漂亮还不好吗？但一个人，一旦对自己有了太多要求，就会觉得特别疲劳。这种疲劳，不只是身体上的疲累，还有心累，越是心累，按照现代医学的说法，内分泌就会出现紊乱。所以很多妆容完美的女性，近看，仍然不能掩饰皮肤的干燥和细纹，还有眼角、唇角的岁月痕迹。

职业女性的所谓"化妆品依赖症"，在西方医学中，属于心理学的范畴，但我们通过疏肝解郁就能达到调整的目的。

比方说"延龄益寿丹"，出自《慈禧光绪医方选议》：茯神、当归、茯苓各15g，党参、橘皮、香附、枣仁、白芍、白术各12g，远志、黄芪、广木香、广砂仁、桂圆、石菖蒲各 9g，炙甘草 6g。研细末，炼蜜为丸，做成绿豆大小的药丸，用朱砂包裹。全方起到的是补虚化郁的作用，每天用温开水吃上三五粒，不但很好地调整了疲劳状态，面对一堆烦心事儿，心情也会开朗许多。最终在"面子"上起到什么效果呢？它能够祛斑、养颜。所谓延年，不只是延年益寿的意思，还有就是说，服用这种药，人会变得年轻。

有人可能会觉得，我又没病，天天吃药能行吗？说实在的，生长什么样的皮肤，都是身体内环境对外环境的选择。如果没"病"，皮肤应该是干湿适度，通透有光泽的。既然不是这样，那么就意味着需要调整了。

其实，中药用在这儿，跟现在的各种美容口服液、胶原蛋白不是一个道理，而是做了全身的调理。药材也很方便，直接在药店买，再让药店帮忙加工就可以了。

对话御医传人刘辉

1. 皮肤是身体的土地

田　原：一直以来，皮肤病就在我们的生活中常见。本来以为小疱小痘的问题不足挂齿，一直到走进皮肤病的群体，网络上，医院里……才发现皮肤病也是一个沉重至极的问题！现实情况是，很多人看过现代医学，找过中医，得到的结论却是皮肤病非常顽固，几乎不容易治愈……

刘　辉：有一句话说得好：形式决定内容。从这个观点看皮肤的话，就会理念清晰。但是，很多人看皮肤病，是就皮肤来说皮肤，来治疗皮肤病的。其实皮肤本质跟土壤是一样的，造成皮肤有问题的，并不是皮肤本身，而在于一个人的整体气血，五脏六腑的气血循环……这些方面出了问题。就像土壤一样，施肥过多，肯定要出现板结、酸化、碱化等一系列的问题。我们中医看病，会看你的面色，通过整个面部的不同地方，不同的气血表达，来发现内里五脏六腑的问题。

面部皮肤和其他皮肤的唯一区别，就在于面部的所谓自主神经系统比较发达，也就是说集中的神经末梢比较多，它对各种情绪的反应也就更为迅速，更为明显一些。

田　原：应该说皮肤和气血的关系最为直接，比如有人动不动就爱脸红，有人内心汹涌澎湃却"面不改色"。女人似乎都是血液向外循环得比较好的，更好看，性格也更感性。

刘　辉：对。这又和血液循环的速度有关。还可以反映出一个人的性格。咱们看一些"面似桃花"的人，多数属于血液外循环比较快的，这样的人相对来讲反应快，性格也会急一些。所以说，简单的肤色不简单。

田　原：在皮肤病这个领域，你如何给自己定位呢？

刘　辉：我不好定位。以什么来定位？以疗效还是资历？我眼里看到的皮肤病，绝不只是皮肤病。其实对于皮肤病来说，现代医学也有一些卓有成效的方法，但我祖上的认识更为别具一格。为什么？就在于我们对皮肤的认识和理解，也就是对它发病机理的理解，和现代医学是完全不一样的。不一样在什么地方？我们的理念，完全体现了中医的整体生命观——任何一寸皮肤都是牵一发而动全身的。所谓叶落知秋，窥一斑而知全豹。

田　原：如果把皮肤比作土壤，现代人出现了越来越多的皮肤病，这里我们可以尝试着得出一个结论：造成皮肤病种种症状的原因，绝不在皮肤本身，要考虑它的生态环境。

刘　辉：对。可以说到现在为止，现代生活方式的改变，导致了土壤发生变异，伴随这个变异过程的，就是人的皮肤变异发病的过程。何谓变异呢？一块土壤，有它自己所需要的生态环境，气候、水土、温度、阳光等等，仰仗来自于天然的这种自然环境，它才得以维护和自我更新。皮肤也是一样，也就是说我们一些病了的皮肤，是身体内的自然生态环境被破坏了。而对这个过程人们只知道皮肤病了，一些皮肤病产生了，却没有注意到它一点点被损坏的过程。

这就决定了，治疗皮肤病、预防皮肤病还是要从自己做起，自己当自己的医生。并不一定要学多么高深的医术，而是要明白这个观念。

田　原：有哲人说，人体最深的地方就是皮肤。人在任何时候都是走不出自己皮肤的。

刘　辉：对。形式本身就是内容，皮肤在表，但其实是人体最深的地方。对任何事物的判断，在没有经过触摸、经过皮肤的选择之前，你的整个认知体系就是不准确的。

我所说的"人的认知体系"，其实大部分是通过皮肤得来的，我摸这个东西，它的质感是什么样的，这有助于我们能得出一个准确的判断。盲人除了依靠听觉和嗅觉，很多时候要用手去触摸物体，从而得出判断，这个时候，我们常常以为，手指是他的另一双眼睛，其实皮肤才是他的眼睛。

我们可以做一个试验：久久地闭上眼睛，我们能感觉到空气中的温度、空气的流动，察觉不安或恐惧的感觉生起时，鸡皮疙瘩遍布，汗毛竖立。皮肤是由来源于精神和心底的无数触角组成的，是敏感到极致的物质。在某种程度上，它既隔离了我们的肉身与自然界，又成为肉身与自然界之间的感应传达器。

田　原：因此，皮肤病本身并不是皮肤的疾病，她只是比真正生病的那一处地方，更早感知并表现出来。从这个角度来说，皮肤病的真相自然不在皮肤上。

刘　辉：其实我们说天人合一的观念，也是天人四合的观念，人与天合，人与地合，人与人合，人与自身合。这就是传统的四合观念。我们治疗皮肤病，首先是调整体，最后才能改善局部。这不仅秉承了中医的整体生命观，在回到局部的皮肤时，我们把它也视为生命体，视为整体，视为一个全新系统，这就找到了一种内应关系。

田　原：应该说我们皮肤的感觉更加精微，毛孔的呼吸、闭合，对温度的敏感等等……但是，正常的时候，大家不会在意这些，似乎很少有患者会这样考虑。

刚才我们把皮肤比喻成土壤，我觉得，白癜风这个皮肤病所表现出来的枯白和盐碱地倒有些相似。

刘　辉：盐碱地形成的表征是板结了。出现盐碱这种花白的东西，可能跟白癜风有些相像，发病机理可能又不完全一样，但你这个思路挺有意思，我们可以推敲一番。

我们说，土壤本身的团力结构呢，很像人的细胞组织，非常松软、富有活性，光和水通过疏松的缝隙，带来局部土壤的一种循环。那么，土壤之所以出现盐碱这种斑白的东西，就是因为它里边碱性的成分过高了。

我们知道，水通过土壤之后，它自己又会形成一个正常的"生理运作系统"。可是，不正常的是什么样呢？当你给土壤的机体用了过量的化肥，这些化肥成分暂时看，局部看，它是积极的，一段时间之后，放大范围看，它就走向了反面，最容易形成盐碱地，之后，一是光线进不去，二是氧气进不去，这种土地种什么什么就活不成。农民都知道一点：如果这片土地完全盐碱化之后，再想把它涵养回到沃土，恢复肥沃的状态，需要一百年的时间。

田　原：这一百年是指在自然循环的条件下，它自我调整所需要的过程。

刘　辉：对。如果人为来治这个盐碱地，像医生治这个皮肤病，一种用现代医学的办法，挖根，挖地三尺，把这块盐碱地全清出去，然后再移别的土进来。这是外科手术的方式，这种方式行不通，无效。如果盐碱程度低，很薄的一层，似乎可以用活水来冲刷，把盐碱一点点沥出去，这作用也不大，就像皮肤的清洗和外用药，作用也不完全。

现在最好的治盐碱地方法，就是种向日葵。在中医来讲，向日葵的阳力作用非常大，而它本身就有分解盐碱的能力。另外，向日葵的根须特别发达，在土壤中分布广而深，其中60%左右的根系分布在0cm～40cm土层中，强劲有力，任何板结的东西它全给你拱开。通过它自身的生长之后，再把土壤重新恢复到团力状态。

田　原：太精彩了！向日葵代表着一种通达阳力的力量，而正是这种力量传递给土壤，增加了土壤自身的阳力，使之从内往外生发，使之恢复到一个活性、活化的状态。

那么，白癜风就是气血不到位的极端表现？

刘　辉：可以这样理解。我祖上治疗皮肤病，首先就会考虑气血是否循环通畅、富足，就是身体自身要有自愈的能力。所以第一步会做到让患者胃口好，睡眠好。唯有这样才能增强或者恢复身体的内功——阳动力。

其实，皮肤病的发病很有规律，各种皮肤病虽然说表现不同，但整体来说，发病因素都和体质有关，和压力大有关，和休息不好有关，和情绪不稳定有关。整体来说就是身体内部气血不均衡，只要在一定条件下，加以诱因肯定就发作了。中医讲：诸痛痒疮，皆属于心。肺主气，心主血。所以当你出现这些情况的时候，你的气血首先就改变，进而引发了皮肤病。

其实从皮肤的角度，最能体现出中医这种大一统的生命循环观。从人和五脏六腑到外界的循环，天人合一，皮肤不光是中介，它也是传送带，是最重要的一个沟通渠道，最重要的环节。皮肤有问题，就不能形成人和大自然的良性循环，皮肤问题继而恶性发展。皮肤是这么重要的一个传导途径，这个途径有问题，原因要么是你身体里边儿有问题，要么是外界大的环境气候出现了问题，要么是你的生活方式的问题。

田　原：如果我们的生活方式、生态环境都在一点点改变，皮肤自然也会改变。地球不只是个物质体，更是个生命体。现在，地球受虐待太久，实在忍受不了，就通过火山喷发一下，再不行就地震一下，歇斯底里一下，那也是正常的。

刘　辉：当然了。地球它太大了，它的机体更复杂，不可能是一对一的，这块儿挖井，那块儿采石油，我就在这儿地震一下，不是这样，它有一个整体性的、综合性的变化和反应。

那么，回到皮肤病这个角度，皮肤"病"了，隐含的就是一种生命不健康、不正常的征兆。实际上，更多的时候，大家没有这个自觉的认识，觉得脸上、身上长点痘，长点疱，或者干燥了，起皮了什么的，没有什么大不了的，其实这都是我们身体的语言，正所谓落叶知秋，我们要唤醒这种自觉意识。

古人说，不以事小而不为，对待身体也应该是这个态度，不以病小而无视它的存在。

2. 祖上的故事

田　原：我知道你的祖上刘景章最早入宫行医是在明朝。清朝是第三代传人刘裕铎，主持编写了名震后世的《医宗金鉴》，那是历史上第一部由皇帝下谕旨、亲笔御批的医学专著。

到你已经是第七代传人了，祖上的故事还记得？

刘　辉：我们家里有家谱和故事，虽然记录得不太完整，也有很多精彩的故事。

我祖上第一代御医是明朝的刘景章。他本来只是沂州的一个农家孩子，排行老大。但是他四岁就被送进私塾读书，可以说从小就很聪明。十四岁那年，他进山打柴，意外地救了转阳道长，并且最后成了师徒。这位道长医术精奇，为万寿宫道观附近的百姓医好很多病，当时被大家尊为神医。

道长最擅长的就是现在所说的外科诊治，刘景章得到了他的真传。后来因缘巧合，刘景章因给济南德王府的三郡主看好了人面疮而成了王爷的女婿。我们同春堂最早叫回春堂，就是德王斥资建起来的。

同春堂的名字，是我祖上进宫做御医之后，由万历皇帝亲赐的，意为同享春天的艳阳。

我们现在临床上效果非常好的"御美人"，也源自当时三郡主病愈后，脸上有些晦暗，刘景章专门为她配制的"回春胭脂"，当时也是很出名的"化妆品"。后来，刘景章因为回春堂的声名，被万历皇帝召进了宫中，当了御医，主要负责当时的疮疡科，看外伤、皮肤病。

田　原：传说中，刘景章虽然当御医多年，但是对宫廷斗争很厌倦，晚年离开太医院后，一直在民间行医，口碑甚佳。过世之后，把同春堂传给了长子刘承宏，并且死前一再交待，坚决不让后辈进宫为医。

刘　辉：对。但是到了刘裕铎这一代，正值雍正在位。因为发生了一些插曲，最后只好违背祖训进宫做了御医。

说到《医宗金鉴》这本书，当时刘裕铎是太医院的主事，相当于医学院的院长，负责执笔。刘裕铎很了不起，他是康熙、雍正和乾隆三朝御医。还有一个吴谦，他们共同负责这部书的编撰，这部书整整做了三年。也就是从那会儿，皇上御赐给刘裕铎很多字画、瓷器、象牙等宝贝。遗憾的是，大多数宝贝在文革期间被毁坏了。包括医学书，有很多都是在火堆里扒拉出来的，现在我的书柜里还有些被烧过的书。

田　原：这位转阳道长对后来的同春堂意义重大，这是怎么一位仙家呢？

揭开皮肤 :病: 的真相

刘　辉：他是一位道人，法号转阳道长，是当时万寿宫的神医。道长医术极好，跌打骨伤医术神效。刘景章救了他以后，道长就觉得这个小孩人品好、有胆气，为报救命之恩，才收了刘景章为徒，也才有了后来的一切。

田　原：后来刘裕铎为什么违背祖训进宫为医？

刘　辉：刘裕铎是同春堂的第三代传人，医术在京城也是数一数二，不仅疮疡科看得好，诊疗起其他疾病来也很精通，不少皇亲国戚都前来就医，雍正皇帝便下旨召他进宫，为怡亲王治一个怪病。其实也不是什么怪病，就是现在的骨痨，骨结核。当时皇族讲究文武双修，男子从小打猎，所以不少人有些劳损性、创伤性的疾病。

怡亲王的病呢，有体质方面的原因，也和运动受伤有关，他膝盖上头起白泡，溃破后就流稀脓水，反复发作，特别不爱好，其实这是骨头里的病，从骨头朝外长的瘘道，冒的脓血还带着骨头渣子，骨头都溃烂了，七年不愈。咱们中医管膝盖上长的骨痨也叫鹤膝风，归于流痰一类，刘裕铎给怡亲王开出了整体调理的方子，外配了回阳玉龙膏，再加上针灸，疗效立竿见影。

3. 爷爷、父亲和刘辉

田　原：到了爷爷那一代情况怎样呢？看过爷爷行医吗？

刘　辉：看过。我爷爷也是从小学中医，应该说练就了一身童子功。那会儿沂蒙山区有不少民间高人，爷爷就是被传说的高人之一。那会儿爷爷也五六十岁了，全国各个地方都有患者找到爷爷这儿来，有赶着毛驴车来的，也有徒步的，每天都人来人往，非常热闹。

大家都知道爷爷是御医传人，治外科疾病很厉害。四面八方总有人赶过来治病，有很多人是被抬着来的，背着来的，我小时候每天就听着家里南腔北调的，新疆、云南、四川、贵州……哪儿人都有。

我们山东都是矮院墙，石头墙，墙上有爬着的人，也有蹲着的人，下边也有人排着队在等，等很长时间看病。因为爷爷看病，还富了一方土地，围绕在我们周围，有的邻居开着小旅店，小餐馆，来瞧病的人就在这附近吃住下来。

那时候家里几十号人，剁药的，捣药的，捻药的都喊着号子，三百多平米的四合院，每天都那么忙碌、热闹。有时候爷爷亲自炼丹或制作一些丸散膏丹。他做事严谨，脾气也急，搞不好就发火。但是病人处久了，都知道爷爷虽然性格暴躁，但是交代的事情很明白，他叫你回去用什么做药引子，或者饭前吃、饭后吃，你必须牢记。有人说我前两天把药引子忘了，他就说你不用来了，不听我的，找我看什么病……其实他说完了还是看病，只不过要强调，让你上心。

田　原：如果今天还能看到这个场景，可真是太好了，这才是咱们中医的"原生态"。父亲随爷爷看病吗？

刘　辉：看，爷爷有三个儿子，四个女儿，都在小院儿里帮忙看病抓药。父亲排行老二，最后只有他传承了爷爷的医术。父亲那时候家庭条件就差了，他上学不多，是私塾，主要是念四书五经，学百家姓，练毛笔字，所以父亲写的毛笔字非常漂亮。父亲爱书，家里传下来的书都是他冒着生命危险藏起来的，有的书都发霉了。

文革期间，父亲三十多岁。那时候家里穷，看病的人也穷，看完病给点黄豆、黄米就不错了。虽然祖传下来不少好东西，但这些东西不可能变卖，端着金碗还得过穷日子。

然而父亲最愁的不是贫穷，而是家道、医道如何传下去，当时只有四个女儿，没有儿子。听母亲说，父亲的头发都是那时候愁白的。

田　原：所以你学习中医的时候很小。

刘　辉：八九岁，爷爷和父亲就逼着我背《汤头歌》、《药性赋》，四书五经如《论语》、《大学》等，但是那会儿真的看不懂。

不背书的时候，就跟着爷爷和父亲跑前跑后。爷爷经常会考我：这是什么病？我说这是银屑病，这是白癜风……爷爷就耐心地教我，反复地教，记不住再教。当时觉得挺好玩，和别的孩子出去玩的时候就少，就愿意在家坐着"看病"。

记得小时候，每次背爷爷和父亲布置的歌诀，背完了，爷爷给我一毛钱，有时还给一块钱，我只花 5 分钱，就会把剩下的钱一分不少交回去，后来爷爷说我没有私心，永远不会私藏东西。其实父亲并没想把医道传给我，他和爷爷都在观察我们哥俩，最后爷爷决定让我接班，他觉得我悟性好，性情善良，我接班他放心。

我现在佩带的玉石等物件，都是爷爷那时候亲自给我的。

4. 自己的路

田　原：你是同春堂第七代传人，这个传承之路充满了艰辛，走到今天也很坎坷。但是，看着今天的同春堂被那么多患者喜欢，很有成就感吧？

刘　辉：我觉得这更多是一种忠诚。

我最欣慰的是，我们祖上的藏书、医案，包括家谱，这些东西保存得非常好，一点都没有失散。这些东西不仅仅是我们的财富，更是中医的财富，是国家的财富。如果，没有我这个坚持的过程，断代了，那就很难再续起来了。祖上的经典真是历久弥新，现在我更加体会和感叹老祖宗的智慧。好多疑难杂症都没有跳出祖上的认知。用起来真是可以用感恩戴德来形容。

田　原：这样的一个家族背景，你学中医的时候一定很轻松。

刘　辉：我学中医的时候……挺苦的。我高二的时候，考上了山东泰山医学院，21 岁大学毕业。那会儿家里特别穷。我呢，又特别懂事，学校食堂主要是豆腐、绿豆芽、黄豆芽，或者是菠菜、白菜，基本上都是两毛钱一份，但是一年到头我只能是逢年过节的时候，才去食堂打菜，平时从来没动过那些东西。

田　原：怎么会这样？

刘　辉：那会儿家里特别穷。我在学校里能吃上馒头，心里就觉得很奢侈了，因为我从小是吃地瓜干长大的。

上学那会，我一次买四天的馒头，20 个，一天吃 5 个，早上 1 个，中午 2 个，晚上 2 个。馒头就拳头这么大，一毛钱一个，都放在床头的箱子上。因为没有菜，没有油水，到了晚上就特别饿，看着白生生的馒头，直咽口水，就想吃一个，可是心里明白，今天吃了，明天就不够了，最后……还是饿着肚子睡着了。

父亲知道我苦，就千方百计地省钱，然后从家里邮寄煎饼给我，邮到学校都发霉了。那我也不舍得扔，太阳下晒完了，用热水泡了吃。我那会儿虽然面黄肌瘦的，但学起中医来，毫不含糊，真刻苦。

田　原：所以直到现在，你的校友还说：不管多冷的天，刘辉每天晚上都在路灯下看书，第二天一大早又来看书。

刘　辉：没错。五年大学，我就想一件事：父母很苦，姐姐又多，自己付出了那么多才上了大学，书这么多，真怕学不过来，就非常着急，只有抓紧时间，就想把该掌握的全掌握了，一毕业就能独立。

田　原：天气冷的时候也在灯光下看书？

刘　辉：也奇怪了，我那时就感觉早晚越冷的时候，记忆力就越好，记东西特别扎实、清晰。

其实我最担心的还是父母，那时候父母都六七十岁了，就想着我什么时候能学完呢？好赚钱让他们过上享福的日子，特别着急，有句话"子欲养而亲不在"，那遗憾就大了。

田　原：21 岁毕业，能干什么呢？

刘　辉：我毕业前，就决定到东北去开诊所。21 岁，心里感觉自己已经很大了，其实我在十几岁的时候，就觉得自己成年了。毕业了，更觉得要肩负家族重任。听我父亲和爷爷说，同春堂曾经非常辉煌，我当时就想把同春堂的牌子做得更好，一来孝敬老人，二来发扬祖上的医术。可是，去医院里当大夫是实现不了这些的。

所以父亲很支持我。他和我带了七百多块钱，我们一起来到吉林省敦化，因为东北地区气候比较潮湿、寒冷，皮肤病病人多。

300块钱租了房子，我现在仍然记得，在那个房子里，父亲一刻不停，到处找纸箱子给我们搭地铺。

田　原：祖上留下很多治疗皮肤病的方子？

刘　辉：是的。一些常见病和高发病。但是万事开头难，门诊刚起步，我又是外地人，那真是各种委屈和辛苦都体会了。病人来了，一看坐诊的是我，就嫌我年轻，走掉了。有的患者不讲道理，或者找来一帮人，吆五喝六地就来给你喊。现在想起来，也是祸福相倚，正是因为这种压力，我不得不苦练基本功，慎重诊断，真的是如履薄冰。

5. 火眼金睛

田　原：在医院里，常见的皮肤病有七八十种，听说你只要看一眼，摸一下就知道是什么病……

刘　辉：就是因为见得多。在病种上来看，当下皮肤病的常见病和高发病集中在湿疹、皮炎、银屑病和荨麻疹上，古代可能更多是一些寄生虫性、真菌感染性皮肤病。所以说，大部分的皮肤病，跟环境和气候有很大的关系。我在临床工作了十六年，诊断常见病、高发病肯定不在话下。有难度的是疑难病，像表皮松解症这种罕见的病，有些大医院里面的专科医生也很少碰到。我呢，也是因为见得多，诊断就很容易。

也是铁杵磨成针，开始的时候，我下诊断非常小心慎重，来一个银屑病病人，都考虑很多，根据临床，还要根据书上的理论，皮疹要抠下来看有没有红膜，红膜下面有没有点状出血，这些条件都具备了，才能最后确诊。所以我只要下了这个诊断，就 100% 肯定。绝对不可以跟别的皮肤病搞混，有可能是这病，有可能是那病，绝对不可以。

爷爷和父亲那个时候，看得最多的也是银屑病。银屑病的后期很容易诊断，刚得的时候不容易诊断，但刚得的时候容易治疗。所以早期诊断尤其重要。

比如带状疱疹的早期，如果病人刚开始感觉疼，一看部位，我就知道是带状疱疹。因为它有特定的发疱位置，或者有诱因，或者是对应的四时、气候，那段时间正好是高发期。

还有天疱疮，我诊断天疱疮也简单。就是靠经验，中医看病还是讲究经验。其实对于现代医学来说，天疱疮不容易诊断，要做很多病理、很多检查才能确诊。为什么病人一坐在我面前我就知道？他头发是一撮一撮的，而且他这个面容、形态，面色、气色都能看得很明显。天疱疮病人凡是用现代医学治疗过的，大多都会吃激素，也会有很明显的激素面容。

6. 御美人呢？

田　原：刘景章曾经为妻子调制了回春胭脂，现如今这胭脂芳踪何处？

刘　辉：就是现在同春堂的"御美人"。

田　原：配方和回春胭脂一样？

刘　辉：原方是不动的，主要是调和的药换了，过去用芝麻油，或者是蓖麻油。现在有更好的技术了，就换了更理想的调和用药。

有个病人在自己身上做实验，想看这药膏到底管不管用。就只抹了半张脸，过了段时间一看，跟阴阳脸似的。

还有一个韩国人，在延边做生意，她得的是面部过敏性皮炎，听说我们的药膏是纯中药的，她就专门使用这个，到后来整个皮肤都细嫩了很多，以后回韩国就买这个当礼送了。

其实，真正皮肤好的人，它还不一定能有多明显的效果，再好也好不到哪儿去了嘛。反而越是皮肤不好的人，越有明显的效果。像一些长青春痘落了凹陷的，或是色素沉着长了斑的，得过病在皮肤上有所表现的，或者是经常化妆的，特别是一些演员，整个毛孔都不正常，他们比别人更适合用御美人药膏。

我自己出差在外的时候，就带着御美人，有时候感觉受点风，吃什么不注意，或者说是紫外线强了，它都有非常好的防晒、修复效果。

田　原：我觉得越是对脸"关注"的人，皮肤越是搞得粗糙。皮肤和五脏六腑的气血息息相关，人的气血在壮年后会逐渐衰少，而护肤品仅仅能够减缓皮肤衰老。

刘　辉：所以御美人的原理不是直接去治病，而是营养皮肤，让皮肤变得健康起来，细胞丰润起来了，就好看了。就像我们喝小米粥养脾胃是一个道理，让身体丰润强壮起来。

但是这个度要把握，因为任何事物都是过犹不及。用多了护肤品和吃多了营养品是一个道理。

7. 黄郑的病好些了

田　原：现在用的方子大多是祖上传下来的？

刘　辉：对，药材的炮制和方子的配伍都是传下来的，应该说我们更看重药材的质量和炮制方法，有些疑难杂症需要用很昂贵的药材，像犀牛角、象牙，不得已的时候家里的角雕也得碎了入药。

田　原：得碎了家里的祖传角雕？

刘　辉：对，犀牛角、羚羊角是很贵重的药，一般来说病情没有生命危险时，别的药也可以取代。危重时候，这些药的效果立竿见影。有时候一个不明高热持久不退，中医大夫就出一个方子：犀牛角粉，有非常好的解热镇静作用，主要是去心火。

过去的犀角地黄丸，牛黄清心丸，只要对证了，疗效非常好。现在这些方药还有没有那个原料，也就不好说了。

我们家收藏的象牙都是明清时期的工艺品，每一根都雕刻得非常精美。还有犀牛角酒杯，上头雕刻着古代人物，龙凤图案，不说价值连城，现在肯定买不到。

以中药的市场价格来说，作为药品，犀牛角是按五百多块钱一克来算；但要雕刻成工艺品，无法估价啊。祖上一代一代传下来，我们要把它毁了来做药品，肯定心疼啊。过去有人拿几十万，几百万块钱来买我们家的田黄石、犀牛角，我们从来没有心动过，当时最贵达到二万块钱一克。我们同春堂的印章三百七十多克，价值好几百万，非常名贵。但是话说回来，它这个东西，要是用来救命，恰恰是体现了它的价值，这才是真正的无价。

田　原：你给黄郑治病就跟父亲讨这些稀罕物？

刘　辉：对，我想想，他是2008年9月27号来的，11月15号走的，在这儿呆了一个多月。他第一次到我们诊室，整个诊室的患者马上都出去了，因为他化脓感染了，味儿特别大。他爸爸眼泪在眼圈里转，说太困难了，13年了，跑了很多地方，变卖了很多家产，积蓄都带来了，说你看看，一个月一千块钱够不够治疗这个病。我说你就别跟我探讨这个钱了，一个月可能五千、六千也不够，我说我就先给孩子治病再说吧，用我们最好的药，治疗到什么程度，或者有可能治得好，那你也别太高兴，治疗缓慢，或者效果不太理想，你也别着急上火。

治疗效果确实让人很欣慰，七八天的时候，黄郑的痒就轻多了，出水也少多了。他爸高兴啊，说这么多年从来没这样过。他说，四川省的大小医院他全跑遍了。医科大，还有四川省医院的几个专家，在一起会诊，才给确诊说这个病是先天性大疱性表皮松解症。但目前根本就没有有效的治疗药物，只能是开点消炎药，一些抗生素，一些维生素。

田　原：黄郑的爸爸就是不相信无药可治，所以这些年始终没有放弃，他是对的。现在还在持续治疗吗？

刘　辉：对，我们就是免费邮寄药物，一直要给他治疗得整个皮肤很好了才行。因为得病时间太长，他的关节都已经变形了，我们同春堂是治不了那个病的，需要到骨科去做矫形手术。

田　原：黄郑的皮肤现在恢复到什么程度了？

刘　辉：他原来是疼痒，流脓，天天得缠着卫生纸。现在身体面积80％以上不用缠纸了，也不用换药。他现在正值青春期，食欲呀，生长发育的情况都好多了。

田　原：真好。那么其它药材都来自哪里？

刘　辉：多数都在沂蒙山，有固定的药农给我们采药，药材的选择不能含糊。但现在有一个问题，过去在我父亲、我爷爷那个时候，用药量很小，一般的用药，就是甘草、人参和山药等，用十克八克就够了。现在的药量改变很大，有些药物是过去用药量的 2 倍多，像我用金银花，多的时候就用了 40g，龟板用了 50g 左右。

过去野生的药材更多地秉承了天地精华，如今的野生药材越来越少，人工种植的药材越来越多，有些药材自然长成需要 5 年，但人工种植追求速成，施些化肥，三年、两年就长成了。

因此我们在选择药材的时候也非常谨慎，炮制方面也谨遵古法。除了药材筛选和炮制，我们特别强调服药的疗程，你看来的湿疹、皮炎、荨麻疹病人，有的看着挺严重的，在我这儿治，有可能一个疗程就好了，临床症状就消失了。可是有的人一看好了，以为那就没事了，觉得不用再吃药了，就私自停药。这是个误区！我们会告诉患者，你这个病可能吃一个疗程就很好了，但一定要巩固，一般要三五个疗程，长的还有半年多的，病好没好不能光看表面，什么叫"野火烧不尽，春风吹又生"？根还在内里！就像救火，大火扑灭了，一看没有明火了，但是你一定还要再继续浇点水，防止火苗死灰复燃！

除了疗程要达到一个持续治疗的作用以外，我们会特别嘱咐病人各方面的忌口及注意事项，这是我们刘氏皮科治疗方案里周密体系的一个重要环节。我们给每个患者一本皮肤病的书，以便大家了解自己的疾病和治疗要求，方便配合。

治病是一个综合作用的结果，需要医生和病人的共同努力。

8. 关于中药提取和管理体制

田　原：祖上传下来的医术有做创新吗？

刘　辉：在用药的剂型上改变很大。过去用的是草药，非常麻烦，要煎药来喝，很多人掌握不了煎药的火候，不是不到位就是煎糊了，而且现在生活节奏快，很多人家里也没有这种设备，来不及弄，有时间有空闲的老人，和子女住在楼房里，一煎中药，一幢楼满是药味，别人也有意见，闹得都没有心情喝药了。

2000年，我到香港、澳大利亚，还有台湾，他们已经有了提取的颗粒，方便又卫生。在这种情况下，我们2004年引进了中药颗粒，单味药煎煮以后浓缩出来，跟汤药其实是一个效果，非常便捷，患者不用再一大包、一大包背回家。过去来看病真是拿编织袋来背药的，现在拿个小口袋就行了。

现在对于传统汤药和颗粒剂优劣的争论不少，我个人觉得中药现代化是需要尝试的，传统的东西它也有很多弊端，像小孩儿就不太喝得了汤药。

田　原：中药的有效成分能提取干净吗？

刘　辉：主要看提取工艺。我们熬药不也是喝药汤吗，提取的原理就是把药汤继续再浓缩，把水分去掉，剩下药的有效成分。我们国家现在有六大药厂在做这个工作，提取出一味一味的药。人们对中药颗粒剂的置疑是什么？几味中药在一起熬的时候，会起一些反应，生成一些化学反应产物，这样的疗效才好。但是在我几万例患者的颗粒剂使用情况来看，药效仍然很好。

田　原：现在有关部门对中药制剂、中成药的审批用的是西药的标准，要有一期、二期、三期临床随机对照实验报告。

刘　辉：其实一项项地做下来不是难事，难在中医治的是证，不是病。在证型、治疗、疗效上要量化了才能做实验。可是我们的治疗是全方面的，而且临床上每个病人都不能当试验品，这药品申报的标书就没法写，没法设计研究路线！现在是按现代医学的制药标准来定中药的药品监督管理法，再这样下去，中药就给弄没了！绝对影响了中医的发展！

看着中医学在经历这些苦难，真是很难过，有时候我就安慰自己，看长远一点，看开一点。

田　原：有这么一个故事，一座山上开采出来两块石料，运下来，有一块经过加工，雕琢成一尊佛，高高地摆在山上。另一块就作了简单的加工，铺作台阶，每天有很多善男信女，要踩台阶到上面跪拜大佛。久而久之，做台阶的石头不干了，就发牢骚，说为什么都是同胎，你天天受人尊崇，又磕头又烧香的，我就这么默默无闻？每天还要踩着我，上去给你磕头！那块雕成佛像的石头说，我在成为一尊佛像前，经历了千刀万剐，而你仅仅是经历了几刀，成为一个台阶。

刘　辉：中医的路，我们现在走的路，像西天取经一样，必须要经过磨难。可能你提出一个新的事物，要经受白眼，打击，方方面面的人提方方面面的意见，什么情况都有。

换位思考很重要，我们做医生的，目的就是为了治好很多病，同时让自己的医术弘扬出去，社会效益跟经济效益总归是相辅相成的。药品监管人员作为审核把关的，必须得按药品管理法来管理，我们站在对立面上也没有意义。关键是沟通，知道医生有医生的立场，有医生的视角，应该相互理解。

田　原：医生在一线，天天和患者打交道，清楚病人和疾病最需要的是什么。

刘　辉：对，我是这样觉得，医生的自律远比法律重要。管理层也应该重视好医生的建议。

9. 民营医院姓什么?

田　原：目前还有一些照顾贫困病人的优惠办法吗?

刘　辉：有。减免50％的药费。一定是那些特别需要帮助的患者。对60周岁以上的老人也多给一些照顾。

前段时间，有个从四川来的病人，祖籍河北，是个学生。他从小就得了先天性红皮病，鱼鳞病，特别严重。河北有个报纸还专门给他做过一个采访，就说这个孩子多艰苦，从小自强不息，一直念书，考大学，现在硕士研究生都毕业了。

他第一次来这儿，你一看他就像个老头似的，最起码得有五十多岁，其实他才27岁，很严重。他也是全国各地都治过，病历厚厚一打，带着来找我给他治，我指导另外一个医生给他看的，医生把处方开完我直接拿过来给签了，盖了章，也没跟那学生说什么钱的事，因为一看他就知道肯定很困难，都不用患者来跟你说了。

田　原：减免50％的药费?

刘　辉：对。这个减免后的费用连成本也不到，可是该做的还是要做。

我爷爷那时候，在对联上写过，"但愿世间人无病，哪怕架上药生尘"。他这个意思就是，想让所有的病都好了，那即使我改行不做这个了，也行。不是说他有多么崇高的思想，他就是把看好一个病人当成他的一份快乐，他愿意去追求这份快乐，而且这份快乐也不能拿金钱来衡量。曾经有一个病人和一个小男孩问我说，叔叔你天天看这么可怕的照片，还对我们这些病人这么热情……我说，因为你不是医生，所以体会不到医生的心情。

我是这么做的，我们的医生也会受到感染，一看到特别困难的患者，就会主动来找我，或找我们的总经理，就说这个病人也是这么困难，是不是能照顾。这个都不用犹豫，我们也提倡医生这么做，感觉到非常困难的，咱们赚不赚钱是小事，照样给照顾。我们有一个原则，所有的皮肤病，只要是能诊断明确，可期待治愈，而且我们有这方面药物的，就给他治疗，尽量不让他花冤枉钱。

有时候，治愈的病人拿来特产，有的人从新疆带来哈密瓜，有的人带来内蒙古的羊肉，海南的椰子，这些东西不一定都值钱，却代表了一份心意。

总的来说，我有一个很明确的观点，一个医院做事情，总有赔钱的环节和赚钱的环节，都不可缺少。古代的医生是怎么做的？有钱人来看病，你能多给点的，我诊金就多收点，穷人的话，那就是舍药了，不收钱。医生除了治病，他还是一个社会正义的代言人、执行者！这也是医生可以作为的，这个作为在大医院里无法实现，但在民营医院、私人诊所还是可以实现的。这也是医生的医德惠及民众的一个体现。

田　原：民营医院，要承担社会责任，的确需要爱心。

刘　辉：要有这个意识和行为，经济效益跟社会效益其实是相辅相成的，用中医的话说是"阴阳互根"的，没有钱你真的很难把事业发展起来，但你光想着挣钱一定干不好事业。"仁德博爱"是医生的天职，我说我们"有钱要治病，没钱也要治病"，就是这么一个出发点，有时候跟我们的医生一起上课，不管多大年龄的医生也在受这种感染。这个出发点不管社会怎么变化，或者说医患之间的关系怎么变化，它是永远都不会改变的，就像中华文明，传承了五千年，还会传下去。

10. 谁是医托?

田　原：医院遇到的最大困难是什么?

刘　辉：医托太多! 坑了很多病人。别小看这些医托，他们有组织有计划，行动很诡秘。现在各种疑难杂症的医托都有，皮肤病的尤其多。因为皮肤病大多数长在脸上、手上，很明显，医托容易发现目标。有些远道来的病人，在火车站停留一会儿，就有医托过来搭讪，拿着医院的片子，说我赶着去某某医院治病，不能跟你多说了，你这个病我家里有人得过，在这个医院治得挺好。病人去了公交车站，又来一两个人，一碰头就说，你什么病在某某医院治得挺好，或者听说谁在那儿治得挺好。一路上都布满了托儿，病人一开始还不相信，走一路都这么听说，心里也动摇了，比方说本来是要找这家看病的，就被托到别的地方去了。

这些情况都是病人来了跟我们说的，河南有两姐弟来看病，下了车就打我们医院电话，电话占线，这时一个人急匆匆走过来跟他们搭讪，说有个朋友的爸爸得肿瘤了，要上肿瘤医院去，又说你这个病，该上某某医院。河南那姐弟就问，你没看到电视上报道一个小孩，挺严重的，在同春堂治好了。那个医托紧接着说，哎呦，可你没看到后来出的报纸，揭穿了，说根本就没治好，那小孩病得越来越严重了。一下子就骗过去了。河南那两姐弟就顺着他指路的方向，扭头往另一个医院走去，路上又遇到另一个人，又"托"一把。到医院还有一个抱小孩的托，说前两天谁家的孩子也是这个病，某某医生给瞧好了。一路上有三把"托"，这些托儿随时电话接头，控制你的走向，环环相扣，一般人是逃脱不掉的。

河南这两姐弟被骗到那医院，啥病都没诊断明白，就给开了一大袋子的药，一共是五千三百多块钱。那两孩子老实，就说不行，我们就带了五千块钱。医院说那就便宜点，打个折，收五千。两孩子说五千块钱都买药了，我们怎么回家啊？那边又说再给你们减三百块路费，结果收了四千六百元。

两姐弟一路走，越想越不对劲，这个医院怎么一个劲儿打折呀？想想还得找原来要去的地方看看。回头背着一大袋子药来了，这男孩来到同春堂扑通一声就跪下了，说你救救我们吧。我说你稀里糊涂地来看病……他说我想着北京这么大城市，首都啊，还能有骗人的？再说那医院挂大牌，医生都穿个大褂，哪儿知道会骗人呀？这两姐弟都是先天性大疱性的湿疹病，我说我们天天光看病都够忙的，现在还得操这心，没办法也不能不管。我说你先找地方住一夜，又交代厨房给他们弄点吃的。第二天，两孩子拿药去退，医院心虚啊，但也只给退了二千六百块钱，他们又回来到我们这儿看病。

田　原：看来医托真的不仅仅是一个概念了。真要提醒大家，到北京看病也不能掉以轻心。

刘　辉：有些民营医院效益不太好，甚至光租赁一个科室，就派很多医托出去拉人。据说只要是医托托过来的病人，药费起码收四千块钱，医托提成一千块。要说你带有一万块钱，那他起码掏个九千九。

风湿、心脏病、肝病、肾病……都有托儿，本来得病就够折磨人的了，还上当受骗，身心疲惫。所以这些一定要讲出来。

11. 激素与皮肤病

田　原：还有激素问题。我记得年轻的时候，脸上长了痘子什么的，也不跟大人说，自己就会买一些膏来涂抹。今天呢，对激素的认识多数人仍然是混沌的。在所有疾病当中，皮肤病滥用激素的现象最为普遍。激素外用药膏甚至成为很多皮肤病患者唯一的救命稻草。

刘　辉：对于激素的使用，我持中立态度，因为它的合理使用，确实使很多急性病病人得到了救治，而且使许多糖尿病人能够延续生命。但是谁也不能否认激素的副作用，因此国际医学界，一再强调对激素、抗生素药物严格管理，禁止滥用。

有些人把激素当成治疗皮肤病的万能药，不经皮肤病医生的诊断，稍有一些不适（尤其是面部），就自选含有激素的药膏外涂。结果却诱发了令人烦恼的并发症，有些感染性皮肤病，外用了这类药物不但无效，还会使局部抵抗力降低，使病情加重，甚至导致激素依赖性皮炎。如果长期外用激素药膏，还会成瘾，其副作用大约有二十多种：激素使用过度，外擦剂容易引起毛囊炎、满脸的粉刺甚至皮肤萎缩、毛细血管扩张、色素沉着、酒糟鼻、紫癜等等副作用；服用激素类药物过度，严重的能够引起股骨头坏死，导致瘫痪。

而什么算是滥用呢？对普通人来说，在不清楚自己是什么病，需要用什么方法医治的情况下，就私自到药店购买药膏，和一些标明处方类药品的药物，就可能造成滥用；对医生来说，即使在现代医学中，什么样体质的人，病况达到什么样的程度，是否需要使用激素，使用的量应该是他体重比例的多少，预期会出现何种副作用……都是一个合格的医生应该考虑到的。

有时候用上激素了，医生会跟患者说，用量会慢慢地减，最后减到没有。但事实上呢？一个吸毒的人，即使他经历很多痛苦，戒毒了，在碰到吸毒的环境时，仍然有很多人复吸。少量用激素，减掉的可能性还大一些，如果使用过量，减激素就像戒毒一样艰难。

激素确实有副作用，但是它毕竟是死物，需要人的灵活、恰当运用。

田　原：很多高考的孩子，需要通宵熬夜的时候，家长除了给孩子补充营养，喝咖啡，还喝一种功能性饮料。这种饮料喝下去之后，人会有一种莫名的兴奋感。特别是平时很少喝咖啡或者此类饮品，外加体质比较敏感的人，简直就跟喝了兴奋剂似的，一个平时很斯文的人，说话声音也大了，还在马路上大声唱歌……

刘　辉：看上去他确实被补充了很多能量，自从喝了这个东西，就进入亢奋状态。但是第二天早上睡一觉起来，却觉得异常的疲劳，那种疲劳感类似于虚脱。

从这一点就不难看出，补充体力和精神的，不是饮料，而是饮料中的某种物质，一次性调动了身体里的能量，在中医来说就是元阳。我在谈白癜风的时候谈到过，信用卡带来了消费水平的上涨，其实还款的时候，还的还是自己的钱。所以要警惕。

尤其是孩子用激素，后果更严重。来我这儿的很多小孩子，因为家长不懂，再加上之前碰到了"不懂"的医生，结果孩子用了几年激素，10岁的孩子，骨龄达到十六七岁，根本就没有多少生长余地了。做父母的遗憾终身。这样的病人，我不单要管他的皮肤病，还得帮助孩子重新调整身体，希望能做到一些挽救。

而且在治疗中我们发现，对于皮肤病来说，生活条件特别不好，甚至缺医少药的地域，帮助他治疗的时候，反而好得很快。越是发达的城市，滥用激素，不正当用药，往往使得病情发生变异，更顽固。

田　原：我曾经采访过一位免疫系统专家，他说激素是什么？在中医里面它可以理解成一种调动元气的功能。人体内的激素在什么时候分泌呢，就在你沉睡的时候，其实就是肾元、肾精。

刘　辉：对。刘力红在《思考中医》里面说到：激素就像是地底下的石油，是一种储备的能源，我们正常人应该是拿木头来烧火的，水生木，木生火，用木头生火，获得温暖，煮熟饭菜，轻易不该运用储备能源。人们为了支撑现代化的高速发展，他不用木头，直接挖石油了，石油没了怎么办？就像人体的"精竭人亡"。现在呼吁环保问题，就是这个道理。激素的使用，就等于是开挖取精，调用了先天储备的能源——肾精，透支了人体的阳气，相当于是用减寿的办法来治病，换取一时繁盛、虚假的健康。

田　原：所以，我们在这里奉劝大人们，不管是你自己病了，还是孩子病了，爱自己，爱孩子，对激素的使用一定要慎之又慎！

12. 未来是什么？

田　原：想过同春堂的未来吗？

刘　辉：我们祖上最早在山东济南开的"回春堂"，后来万历皇帝给起的名叫"同春堂"。

长远来说，我想把同春堂的传统味道找回来，重现一个明清时代的同春堂。展示原汁原味的同春堂，包括我们历代的人物，故事，中药用的器具，中药材标本……相当于一个中医博物馆。我希望能把中国的文化，中医药的文化传播开来，感染更多人，鼓舞更多人来领略东方文明和古人的智慧。

如果我这代人不能实现这个愿望，那我会做好该做的事情，下一代就有了基础和参照，可以继续发扬，这个方向是必须坚持的。现在大家对中医药，除了极少数的人能认识清楚，多数人不了解，也不懂得去珍惜，这是很可怕的。西方文化进来以后，国人迷失掉很多本真的性情，生活都走上快车道了，生命飞奔，飞奔向终点。

而这个时候，只有东方文明、中医文化，才能帮助世人领悟到自然的智慧、生命的智慧。

《医宗金鉴》背景

　　清乾隆四年由太医吴谦、刘裕铎负责编修的一部医学教科书。《医宗金鉴》这个名字也是由乾隆皇帝钦定的。《医宗金鉴》被《四库全书》收入，在《四库全书总目提要》中对《医宗金鉴》有很高的评价。自成书以来，这部御制钦定的太医院教科书就被一再地翻刻重印，广为流传。

　　清初，天花流行，危及宫廷，顺治皇帝死于天花，宫廷十分紧张，康熙亦曾感染天花，幸得隔离治疗保全了性命，也正因为康熙曾因天花获得免疫而得继承帝位。因此，他在位时十分重视痘疹一科与种痘术之推广。乾隆即位后，发扬康雍两朝重视医学之余风，接受太医院院使等鉴于古医书"词奥难明"、"传写错讹",自晋以下"医书甚夥","或博而不精,或杂而不一,间有自相抵牾"的奏折,请求发内府医书,并征天下秘籍"分门别类,删其驳杂,采其精粹,发其余蕴,补其未备"。乾隆于四年(1739)诏令供奉内廷御医,太医院右院判吴谦,与康雍乾三朝御医、院使刘裕铎,共同领衔编纂医书,由吴谦与刘裕铎任总纂修官,其下有纂修官14人,副纂修官12人,校阅官10人,收掌官(书稿保官)2人,誊录官23人,以及画家等组成编纂班子。

参与编纂的所有御医,都是按照清府批文"令太医院堂官并吴谦、刘裕铎等将平日真知灼见、精通医学兼通文理之人,保举选派"而组成的。若太医院合格人员不足者,"令翰林院……查派","选取字,画好者以备誊录。如不敷用,照例行文国子监……秉公考试,务择字画端楷,咨送本馆以凭选取",可见,对所有编纂、绘画、誊录人员都是经过严格选择或经考试后择优录用的。

编纂完成,乾隆看后十分满意,赐书名为《医宗金鉴》,正式确定该书名为《御纂医宗金鉴》,于1742年,以武英殿聚珍本与尊经阁刻本印行,在全国推广,影响巨大。1749年即被定为太医院医学教育的教科书,"使为师者必由是而教,为弟子者必由是而学"。

《医宗金鉴》逐步成为全国医学教与学的必读书。由于广泛之需求,朝廷与商家刻本印刷十分频繁,至今其版本流传已有50余家,平均4年~5年即有一次新版本问世。

刘裕铎背景

后世中医文献及正史对于刘裕铎的记载很少,但是在现存的清宫档案、奏折、上谕,甚至地方志中,却有很多记录。由此可为考证刘裕铎的生平提供资料。

刘裕铎，字铺仁，回族，北京牛街人。约生于康熙二十五年（1686年），卒于乾隆二十二年（1757年），享年70多岁。刘裕铎是清雍正、乾隆年间的御医，为宫廷服务了20多年，在雍正年间历任太医院吏目、御医，在乾隆年间升任右院判、院使。他医术精湛，受到雍正帝的信任。乾隆四年，奉朝廷之命，与吴谦共同担任《医宗金鉴》的总修官。

刘裕铎医术水平颇高，他治病善于应用古方，随证化裁而不拘泥，药味精当、药量轻灵而疗效颇佳，屡受皇帝嘉奖。雍正帝称他为"京中第一好医官"。

《药到病自除》

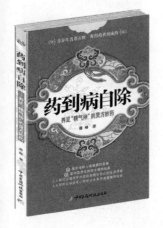

作者：唐略　定价：29.0

善养生者养五脏　善用药者用成药

"药到病自除"之道：

五脏是人体核心，本书指出中医核心养生大法
——通过养五脏，养足人体三宝：精、气、神

"药到病自除"之术：

来自中医 35 种久经考验的古方中成药，既能治病，又能养生
来自民间劝病学说 5 大心药，让五脏远离七情所伤，只生欢喜不生愁
来自《黄帝内经》的食疗总纲，调和五味
作者亲自摸索出来三大窍门，大大提高使用经络和穴位的疗效

《小症状　大隐患》

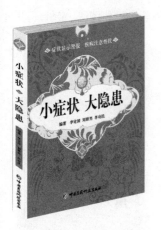

编著：李定国、刘群男、李功民
定价：29.8

小症状下潜伏的危机

　　日常生活中会出现某些"小症状"，怕冷、怕热、头晕、胃口不好、打嗝、打呼噜、瘙痒、淋巴结肿大、手指变粗等。这些看似无关紧要的小状况，可能是某些严重疾病的征兆。

　　本书带您了解"小症状"背后的潜在危险，认清"来者不善"的小病痛。

　　全书结合具体病例，就 100 种"小症状"进行讲解，有助于读者对自己进行"透视"和"扫描"，从而提高对"小病微恙"的识别能力，防大病于未发之际！

家庭自助养生书三

身体病痛：都是肌肉惹的祸！

你知道吗，许多头痛有可能是项部横纹肌发炎引起的，口腔溃疡可能是你的斜方肌发炎引起的，网球肘则可能是因为你的背阔肌发炎……

中央首长的保健医王鹤滨先生，向你讲述他所创立的横纹肌病因学说及治疗方法，教你寻找疾病的真正根源。

《从肌肉来的疾病》

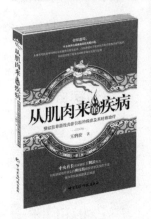

作者：王鹤滨　定价：35.0

家庭自助养生书四

胆固醇有那么坏吗？

冠心病、中风的罪魁祸首看似是胆固醇，其实……胆固醇不是"坏蛋"，人没了它还真不行。

怎样才能有效地减肥？

少吃多餐三分饥，增加活动多喝水……

头发的问题

头发的脱落与变白，原因很多，有过虑和压抑，也有疾病或劣质护发品。另外，发根部毛细血管不畅，维生素、矿物质等养分供给不足，致使色素细胞作用减弱，或根部细胞死亡。解决的办法有……

《养生胜过医生》

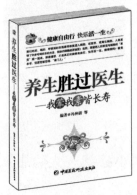

编著：冯仲清等　定价：29.8

家庭自助养生书五

中药：从头到脚延缓你的衰老

这是一部中医药传统理论和现代药学研究相结合的中药保健抗衰著作。

全书以平衡阴阳、调形养神、形神兼俱的心理疗法为引导，从补肾、健脾、活血化瘀等几个方面，论述了中药延缓衰老的作用。

作者为国际亚洲医学研究院荣誉院士，中国农工民主党党员，酷爱中医药事业，精研医术、药性，业绩入载《世界优秀专家人才名典》。

《从头到脚中药养》

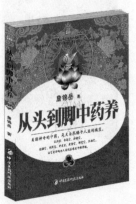

作者：詹锦岳　定价：25.0

《随身药箱保健康》

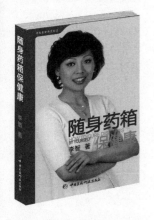

作者：李智　定价：29.0

小而神秘的穴位，健康长寿的宝贝

身体问题，一点穴就知道
穴位就是我们的随身药箱

　　来自中国中医科学院西苑医院的专家李智，从病症入手，提供给您"112种食疗+穴位+自然疗法"的秘招，如：随手拈来擀面杖能当治疗仪，"艾灸+手指按摩操"帮助通便有奇效，"电吹风+环跳、秩边和委中穴"联手能治腰腿痛等，简便实用，帮您科学调理，正确养生，为自己和家人进行最自然、最方便、最省钱的居家自疗。

《活到天年五要素》

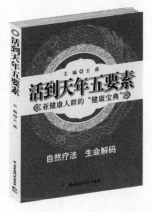

主编：王荡　定价：29.8

自然疗法　　生命解码

亚健康人群的"健康宝典"

谨将此书奉献给全世界——
亚健康、健康人群，
慢性病、康复疾患人群，
贫穷与富有、珍爱生命的人群。

　　保健，无非从以下几个方面入手：饮食、运动、心理、生活方式、调养等。本书正是从上述5个方面着眼，介绍了最基本的保健养生方法。通过介绍上述5种自然疗法，为我们解读生命健康、长寿的密码。

《你该怎么办》

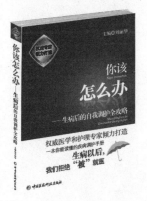

主编：刘丽华　定价：39.8

权威医学和护理专家倾力打造
一本您能读懂的疾病调护手册

生病以后，我们拒绝"被"就医

　　您还在为住院治病花去太多宝贵的时间而烦恼吗？您还在为用了如此多的药物却见不到明显的疗效而忧郁吗？您还在为生病后不知该如何让自己迅速康复而一筹莫展吗？请您冷静下来认真看看这本书，它将成为指导您病后如何自助的好帮手。